生まれたての赤ちゃんの思いを想う

「フリースタイル出産」から「母子関係作り」への旅

笠松堅實
KASAMATSU KENJITSU

幻冬舎MC

生まれたての赤ちゃんの思いを想う

「フリースタイル出産」から「母子関係作り」への旅

はじめに　なぜ、この「表題」にしたのだろうか

タイトルの「生まれたての赤ちゃんの思いを想う」は、今の「私の思い」を表した最適の言葉と考えている。ただこの言葉に出会って気づいた、長い旅になるだろう、と。

サブタイトルの「フリースタイル出産から母子関係作りへの旅」、この2つがどのように繋がっているのか、繋がっていったのか、初めにその話をしておこうと思う。

「お産」が終われば、そこから「母子」が始まる。このことは、「母」となる女性にとっては当然のことだ。「お産」と「子育て」は続いている、と言ってしまえば、面白い話にはならない。では次のように言い換えてみよう。「母子」が始まるとは、「母」にとって「(わが)子」との、「子」にとって「(わが)母」との「関係、やり取り」が始まるということだ。「やり取り」があって「関係」が作られていき、「わが子・わが母」になっていく。私は「母子関係」が作られるには、「自然出産・フリースタイル出産」が適している、と考えている。「不自然なお産(例えば、帝王切開分娩)」では「母子関係作り」は難しくなるからだ。というのは、「自然出産」では「母子」の「やり取り」がより直接的であるからだ。直接的とは、「自然出産」は「母子」の出会いに「他のもの(薬、医療行為、人)」を介在させていない出産法であり、結果「母子」の「関係」が近接し、濃厚になっていくというこ

となのだ。そして「自然出産」は赤ちゃん（胎児）への負担が少ないであろう、と。一方、「母と子」の「やり取り」が始まり、進むには、実は「赤ちゃん」からのサインに依っている。この「やり取り」は母ではなく、赤ちゃんからのサーブで始まり、母のリターンで進むのだ。だから、生まれる赤ちゃんへは、出生の負担や、薬剤などの負荷が少ない方がいい、リインが出しやすい、からだ。

以上は、後から考えた理屈だ。実際は、5つの偶然の出会いが、私を「フリースタイル出産」に、「母乳育児支援」に、そして「母子関係作り」へと連れて行ってくれたと思っている。とても時間がかかった（40年を超えた）が、奇跡的な出会いや偶然の幸せが何回もあったなんて、思い起こせば、とてもいい旅だったと思っている。

1つ目の偶然は、たまたま、私の未熟さ、不用意から始まった。1989年3月、開業6年経ったばかりで、「吸引分娩」にサヨナラしたことだ、この時が最後となった。

2つ目の偶然は、とても大きく、奇跡といってもいい。それから7年経った1996年6月、「フリースタイル出産」（第1号は立ち産）に出会ったことだ。

3つ目の偶然は小さいが、ラッキーだった。次の年1997年3月、分娩室にある狭い空間に「バースコーナー」を設置できたこと、この「バースコーナー」が「フリースタイル出産」と「母子関係作り」を繋ぐキー・スペースとなった。

4つ目の偶然も、奇跡だ。時が経ち、2012年7月経産婦Sさんのお産、処置が終わって、何気なく、「生まれたての赤ちゃん」にも、おめでとうや、お疲れ様の声掛けした時、出会った。赤ちゃんは待っていたかのように、私を見た（注視した）のだ。

5つ目の偶然は、この出会った啓示に正しく従ったに過ぎない。8年経って、可能な、すべての母子で、「対面（での）カンガルー」を始めた、そう、あるべき母と子のやり取りに出会ったことだ。

40年間とはいえ、数年ごとに、偶然という装いで、5回も現れた「何か」に導かれるように、この道を歩いてきた。これからの話は、「自然出産」を目指していた地方の「産科医」が40数年かけて「母子関係作り」のお手伝いにたどり着いた話であり、その顛末を聞いていただくことになる。

なお本書には、ＪＪＫＫ（じぃじ・笠松堅實）の筆名で私の思いを表現した詩を随所に挿入した。各エピソードとともに楽しんでいただければ幸いである。

それでは「自然出産」が「フリースタイル出産」となった話から始めるとしよう。

「お産や子育てで出会うもの」（ＪＪＫＫ）

お産や子育て　特にその始まり　で
自身の思いに　出会うことがある
漠然としたものだったり
思いもかけないことだったり　が
突然　飛び出てくる
そうか　これだったのだ　そうだったのか　と
自分で　自分の道を見つけること　道に出会うこと
それは　最も重要なこと　大切にしたいこと
親にとっても　子にとっても
お産や子育ては
そのような時　そのような処
人生の本当に出会う　本当の自分に出会う

目次

第一章

「自然出産、フリースタイル出産」のこと

私の専門領域である「お産」の話から始めたいと思う。私の開業産科医人生の前半の部分になる。「フリースタイル出産・バースコーナー」のおかげで、40年以上「お産」に向き合うことができた。内容の多くは「フリースタイル出産」のことだが、あわせて作った「バースコーナー」の効用、「出産準備訓練」への考え方、「自然出産」への思い、「助産」や「産気」についての、その経緯にお付き合いください。「お産」と「母乳育児」は、時期的には重なっているが、この段階では「子育て～母乳育児支援、母子関係作り」に繫がっていない。

「フリースタイル出産」を「バースコーナー」で始めた

Ⅰ　私は「自然出産」を目指していた（1983年4月開院）

私は「自然」、というか、〝あるがまま〟が好きだ。田舎で、何もない時代に生まれ育ったせいかもしれない。「出産」や「育児」支援で困った時、私はよく原点に振り返って思い起こす。例えば、太古の昔どのような姿勢でお産したのだろうか、狩猟採集の時代、移動中、陣痛が始まった産婦は、多分、大きな木の根元に座り、もたれ掛かり、家族や親しい仲間に見守られながら、赤ちゃんを産んだのであろう。もしかしたら、子の父親は、狩猟のため、その場にいなかったかもしれない。一人きりだったかもしれない。その後の10数万年、定住生活を始めてからも、お産は身体を起こした姿勢であった。ヨーロッパでは紀元前から、16〜19世紀頃まで「お産椅子（分娩椅子）」に座って産んでいた。わが国ではその集落共用の「産屋（産小屋）」で、次いで家の奥まった部屋「納戸」あるいは「産椅」で、「産み綱」を引っ張りながら産んでいた。私たちにとって当たり前となっている仰臥位や分娩台でのお産（砕石位）はまだ３００年ほどしか（わが国では、１９６０年に施設分娩が50％となってからだから、60年ほどしか）経過していない。

１９８３年に開業して、少しずつお産件数も増え、その結果、難しいお産も扱う（１００％避ける、防ぐことは不可能だ）こととなり、それなりのストレスが掛かっていく。難しいお産というストレスを乗り越えるべき新たな工夫や取組みを試みる、そして、それはそれで（押して駄目なら、引いてみな！の類）さらなるストレスを産み出す、やればやるほど深みにはまり込んでしまう、そんな経験を重ねるようになっていた。その体験が、私に「お産」の原点を思い起こさせ、私を自然なお産はリスクが少ないのではないか、やっぱり、お産は自然で、待てるだけ、待とうと「自然出産」へ向かわせ、憧れさせ、その方向へ導かれていくようになっていった。しかしながらこの時点では単なる「憧れ」だけであって、何の根拠も、方策も、勝算や見通しもなかった。

Ⅱ　そうして、「吸引分娩」をやめてしまった（１９８９年4月）

「お産」で最もストレスとなる、象徴的な場面は「吸引分娩」である。経腟分娩の最後のとりでは「吸引分娩」、これは今も昔も変わっていない、と思う。「吸引分娩」、この時代「吸引」のカップは金属製（注）であり、成功しても、赤ちゃんの頭には円形の痕、産瘤や頭血腫が残る、シップが必要となる、頭蓋骨の外側に血腫ができたなら、内側でも出血しているかもしれない。片方でそのような懸念、不安（本当にこれでいいのだろうか、と）を思い浮かべながら、一方で吸引は滑脱（吸引カップが頭部から外れること）を繰り返している。そしてさらなる疑念～これでダメなら、観念して「帝王切開」となるのだ～が湧く、夜中の2時に（先生は誰に頼む、スタッフは……と雑念は続く）。この事態となってしまった、またしてもなってしまった無念、繰り返しの残念と失念が想起され、1989年4月から、思い切って、「吸引」を止めることとした。止めることで「お産」を止めることから逃れようとした、解決にはならないと思いながら、だ。

それでは、「吸引分娩」で地獄を味わうことになった経緯をもう少し掘り下げて説明しよう。

施設の開院は1983年4月、開業数年で行き詰まった。その混迷のもとは「吸引分娩」だ。年間何例か、分娩の数％、間違いなく「難産」が混じりこむ、時間帯に関係なく、だ。「帝王切開分娩」か、まだ「経膣分娩」が可能か、だ。その場面で登場するのが、「吸引分娩」だ。〝これで出るなら、越したことがない〟、の心境だ（開業医にとって、最も避けたい不測の事態は、「仮死児のお産」と「夜中の帝切」だから、だ）。

では最も判断に迷う、困る「場面」を示す、あなたなら、どうする？ →

・症例A：「夜中2時、子宮口全開、努責するも児頭下降しない、直前の超音波検査で児頭は40週を優に超えて大きい、回旋も悪そう」（回答）→

・症例B：「夜中2時、子宮口全開、努責で児心音低下、羊水混濁中等度、直前の超音波で、児小

さめ、羊水少なめ、胎盤変性あり」（回答）↓
どちらも、よくあるケースだ、これら2例の正解は「吸引分娩」であろう、私もそうだった。
では、物語を次に進める。
「吸引」を始めると、次の「疑問」が生じてくる↓
・症例A：「もし大きすぎて、吸引で出なかったら」、あなたなら、どうする。
↓「帝王切開？　夜中に？　誰を呼ぶ？」それとも「母体搬送？」
・症例B：「もし生まれた赤ちゃんが仮死だったら」、あなたなら、どうする。
↓「蘇生？　挿管？　新生児搬送？　連絡？」それとも「母体搬送？」

これでは答えにならない、答えがない、どこにもない。「吸引」しながら、頭の中で、出口のない思いが、目まぐるしく駆け回る……。

これでは私（他の誰もがそうだろう）の「精神衛生（そして、血圧とか胃とか）」が悪くなり、この場から、そして「お産」から逃げたくなる、ならざるを得ない。

そうなんだ、これなんだ、これが諸悪の根源なんだ、と。そこで私は決断した、「吸引分娩をやめる」ことを。1989年3月の後、4月のことだった。

一般に個人の「産科開業医」の寿命（生命的ではなく、職業的にである）は短い。多くは10年前後で、

（注）その後金属製、電動製の器具は使用されなくなり、プラスティック製の、さらに今では手動製のカップとなっているようです。

「お産をやめ、婦人科・内科」となるか、一見、成功したかのような「(複数の産科医、さらに他科の医師を雇用した)産科病院または病院」へ移行していくか、である。両者はいかにも〝不成功と成功〟のように見えるが、いずれにしても自身が直接的に「お産」に関わることから逃げている、と私には思えた。産科を開業しながらお産を扱わないなんて、どちらも私の選択肢にはなかった、したくなかった。

しかし「吸引分娩」をやめたからと言って、道が開けたわけではない。開業数年で、今から考えると大変大胆で、かつ浅はかな決断だったと思っている。勢いで、というか、何の準備もなく、発車してしまったのだから。おかげで、ほんのしばらく心は穏やかだった。

しかし間もなく不安のまま、当てもなくさまようことになる。それはそうだ。「吸引をやめる」って、何の代替手段もなかったのだから。喧嘩して、すぐ家を飛び出したみたいなものなのだから。

Ⅲ 「フリースタイル出産」は「立ち産」で始まった(1996年6月20日)

最後の「吸引分娩」(1989年3月)以降、じっと息をひそめて、首をすくめて、日々のお産を見つめていた、突破口がどこかにないかと。

少しして(1994年7月より)マタニティヨーガにも参加、学び、新たな道を探した。「介入」しなければならないときに「介入」せずに済む方法なんて、そんな方法なんてあるはずがない。と、沈んでいたその時(1996年6月20日)、偶然か必然か、1つのお産(Y・Sさん)に出会った。

それまで文献や本で目にしていた、噂で耳にしていた、「ＯＦＰ理論—身体を起こした姿勢」のお産を試みざるを得なくなった。それしかなかった。その反面絶好の機会ともなった。

そのお産とは、多分回旋異常、後方後頭位による、後頭結節の圧迫がもたらす腰痛のため、お部屋にいる、ラマーズ法でいう進行期や極期のほとんどの時間を、身体を起こした前屈み姿勢（ベッドでは座るや四つん這い、ベッド横で立って何かにもたれて）で、パートナーによる腰の圧迫、殴打でもって過ごした。

その後分娩室でも、立って、分娩台にもたれた姿勢で、（パートナーによる）腰の圧迫を継続しながら、産むこととなった。腰が痛すぎて、分娩台で仰臥位になれず、選択肢はそれしかなかったのだ。そしてこれが当院の「フリースタイル出産—立ち産」第１号となった。そう、元気に生まれた。

このような経緯から、その後難しい（難産、児や児頭が大きい、回旋が悪い）や厳しい（仮死傾向の）お産（こそ）は、分娩台を使わないお産（フリースタイル出産～後に詳述する）を選択するようになっていった。

そうダメ元を覚悟の上で、そしてある意味で、吸引分娩に代わる技法、最後の切り札として取組み、予想外に元気な赤ちゃんと出会うこととなった。

補　「フリースタイル出産」の論理的背景

「ＯＦＰ（Optimal Foetal Positioning 最適胎児位置）理論」（参考文献３）は、１９９５年、イギリスのジーン・サットンとポーリン・スコットによって提唱された。少し長くなるが、私なり（時間が経っているので私の考えがかなり入っている）の解説をする。

前方後頭位（ＯＡ）では、赤ちゃんの顎が胸に入り込み、赤ちゃんの頭が容易に屈曲する。その結果、頭の最も小さい部分が最初に子宮頚部に到達する。ＯＡでは頭部の直径は約９・５ｃｍ、円周は27・５ｃｍ、一方後方後頭位（ＯＰ）では、頭部の直径は約11・５ｃｍ、円周は35・５ｃｍ。

＊頭部の直径は、左右より前後、前後より上下が大きい。
＊左右は、応形機能が働き、分娩時狭くなる。
・出産開始時の胎向：２／３はＯＡ、１／３はＯＰ
・開始時ＯＰ：大部分（87％）は回旋し分娩時ＯＡに
・分娩時ＯＰ：68％はＯＡから、32％はＯＰから
・分娩時ＯＰ：大部分（87・5％）は帝王切開

［ＯＦＰ理論よりデータ引用（このデータはイギリスのデータです）］

＊「前方後頭位（ＯＡ）」とか「後方後頭位（ＯＰ）」は難しく聞こえるが、「赤ちゃんの

お顔が母体の背中側を向いている（ＯＡ）かお腹側（ＯＰ）〜ママのお腹を蹴る〜か」または「赤ちゃんの背中が母体のお腹側（ＯＡ）か背中側（ＯＰ）〜ママのお腹を蹴る〜か」の違いだ。

＊わが国では、赤ちゃんの、この回旋を促すためにか、「お産の前に床の拭き掃除する」という素敵な産習俗がある。

赤ちゃんの背中は身体で一番重く、母体腹部の一番低い部分に向かう。四つん這い、前屈み姿勢などで母体の腹部が背部より低ければ、胎児の背中（児背）は母体腹部に向かう（ＯＡとなる）。反対に（分娩台などで）仰向け、（椅子やソファで）後ろに寄り掛かると、児背は母体の背部に向かう（ＯＰとなる）。

陣痛中にＯＰなら、

→分娩初期：前屈み姿勢をまじえながら階段昇降、身体を左右に振るや揺らす、小さな椅子の昇降

→Ⅱ期　：膝付き、四つん這い、スクワット（お尻を床より45ｃｍ高く）、（児背と反対側の）横向き姿勢

（仰向け、セミリクライニング、座位、半座位は、胎児が向きを変えるスペースを減らすため、不可である）

分娩中にＯＡ→ＯＰに変わる可能性が高いのは……

（例）横になっている、座っている、硬膜外麻酔

イ・サンヒさんの考え（参考文献4）では

「デラウェア大学のカレン・ローゼンバーグとニューメキシコ大学のウェンダ・トリーヴァサンは、人間の出産に関する先駆的研究（中略）で、胎児は産道に頭から入り、ほかの霊長類と同じく、普通は母親のお腹の方を向いています。ところが、産道の入り口は楕円形で、長軸がありますす（中略）産道があまりに狭いことから、胎児は入りながら体を回して、産道の長軸を自分の肩の長軸に揃えなければなりません。もう少し進むと、産道の形がまた変わります。中間地点までくると、楕円形した産道の長軸が、今度は産道の入口の長軸と直角の向きになります。胎児は再び体を回して、自分の頭の長軸を産道の長軸に合わせます（Human Birth: An Evolutionary Perspective, 1987）」を引用して回旋を説明している。

繰り返しですが、太古の昔、狩猟採集時代は近くの大きな木の根元でもたれて「身体を起こした前屈み姿勢」でお産した、と想像している、やや確信をもって。定住生活となったその後も、ヨーロッパでは中世まで「お産椅子」で、わが国では「産椅」など多くは座産に近い体位であったようだ。だから全く荒唐無稽の代物という訳でもないのだ。「お産・分娩」の歴史でみれば、最近まで「座ってのお産（座産）」であった、直立二足歩行を始めた「ヒト」の「お産」もまた「身体を起こした姿勢」が基本だったのだ。

ところがヨーロッパでは近世になって、ベッドそして分娩台に、日本では1960年代以降、自宅から施設へと出産場所の移行による分娩台での、医療者目線優先の「仰臥位」が主流となった。

さらに現在では、仰臥位で過ごす麻酔分娩の登場で、その結果、児頭―胎児の回旋異常（後方後頭位、ＯＰ）が増加し、「医療介入」を選択する機会が増えざるを得なくなっている、のではと考えている（筆者、笠じぃ仮説）。

Ⅳ 「フリースタイル出産」のために「バースコーナー」を作った（１９９７年４月）

（1）バースコーナーの設置

「立ち産」を行った次の年（１９９７年４月）に「バースコーナー」を設置した。分娩台の足元、分娩室の床の上のお産では「フリースタイル出産」の評価をおとしめると考えたからだ。分娩室の一角に物品を収納するスペースがあり、それを転用、私の座高に見合うよう高さを調節した空間、お部屋を作り上げた。ビニールレザーの床面、照明、音響、保温設備や側面のバー、天井からの産み綱などを設置、ビーズクッション、大小の枕などを加え、完成となった（写真①）。

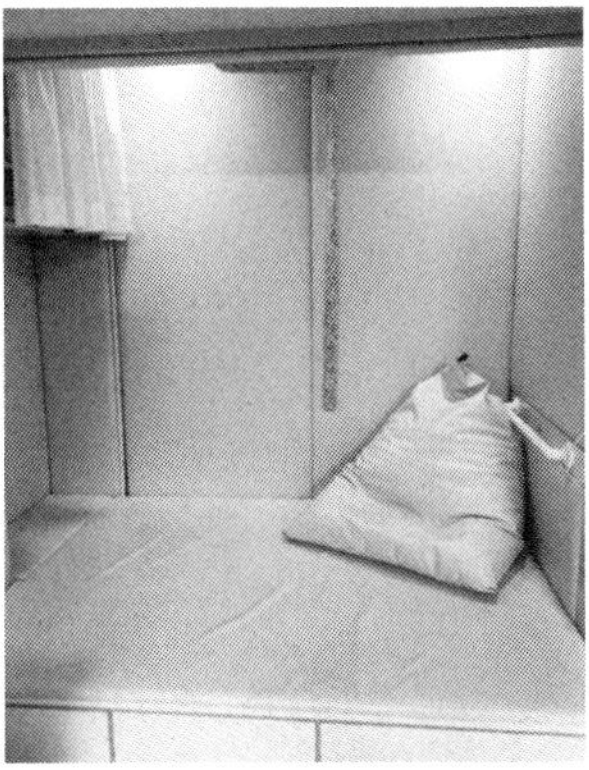

写真①

「バースコーナー」設置の目的は、分娩台と違い、身体を起こした、前屈みの、さまざまな体位を選べること（冗談に、〝歩きながら、走りながら〟や〝逆立ち〟でのお産以外はＯＫと案内している）にあり、その選択は産婦、援助者どちらからでも、そしていつからでも可能となる、それが当初の、そして第一の目的だった。胎児―児頭の下降、回旋を促すには、身体を起こした前屈み姿勢が望ましく、お産を進ませる適切な姿勢―体位を、産婦と援助者間で選んでいく、「ＯＦＰ理論」に基づくあり方だ。居心地がいいのはもちろんだが、第一の目的はあくまでも「お産」が進むこと、そのための回旋、下降に繋がる体勢作りである。

最初、このスペース、何せ元は物品入れの収納スペース。仕方がないことだが、やはり狭いのではないか、と。でも体験を重ねていくうちに、「お産」とは本来狭い、奥まった、その意味で親しい人に見守られ、励まされるスペースで、繰り広げられる営みなのであろう。それゆえこの狭さは温もりを生み、結果的には適切な選択であったのかもしれない、と思えるようになっていった。

(2) 出産直前、どこで過ごすか、どのような心理かという課題

この時代の選択肢は「お部屋＝病室のベッド」か「陣痛室（当院には用意しておらず、引け目を感じていた）のベッド」か「分娩室の分娩台」か、である。一見三択のように見えるが、体位的には「仰臥位」のほとんど一択（か、「側臥位」）でしかない。そのほとんどは、陣痛室かお部屋か、で、まだ分娩室ではない。

でも「お産」の実態、産婦の多くは、早く産みたい、生まれて欲しいの、一念から、早く「分娩室」に入りたい、「分娩台」に乗りたい気持ちに満ち溢れる。結果、希望の分娩台の「仰臥位（砕石位）」での数時間の努責となる。

そして答えが出ない（＝赤ちゃんが出ない、産まれない）結果となり、産婦と援助者ともに疲れ果て、辛抱が切れて、早めの、促進剤や会陰切開ならまだしも、吸引分娩や帝王切開の介入を始めることになっていく。

一方、この時間帯、バースコーナーでの「フリースタイル出産」では、「身体を起こした」さまざまな姿勢や体位を試みながら、家族に囲まれ、助産者に寄り添われ、排臨、発露まで過ごす、そしてそのままの姿勢で産む、これほど穏やかな流れは他に例を見ない。

「陣痛」から「出産」まで同じところで、姿勢を変えながら過ごすのは、母親たちに「分娩台に乗ったら産める、早く乗って済ましたい」という焦りを生むこともなく、その時間の経過に耐える、を鍛え上げることとなる、丁度それは人類史の「母親」が経験してきたように。

「分娩室」や「分娩台」が「お産」への飛翔の、憧れの場となっているということは、「お産」の流れに階段を設けることになる。「分娩室─入れば産める」「分娩台─乗れば生まれる」の錯覚を醸成、助長し、もし思うように進まない、産めない時には、それがかえって焦りを生み、結果的には「（遡上を妨げる）堰」のような役割を果たすことになってしまっているのかもしれない。

（3）「バースコーナー」は「家族の空間」

ところで使用し始めて、大きな利点と気づいたこととは、「バースコーナー」は「家族の空間」となっていったことだ。

分娩台のお産での立会い、とりわけパートナーの場合、文字通り、分娩台の隣で立ち会うしかないのだが、仕方なく立ち会っている（それはもっともなことなのだ、彼にはすることがない、彼がすることはない、励ますだけなのだ）観がある。

そして時折見掛けることなのだが、そのパートナーに対して、産婦は自身の痛みや苦労、努力を解ってもらいたいがため、ことさら派手な訴え、叫び、パフォーマンスとなってしまっている、を見掛ける。

その結果両者の心理面の〝乖離〟を生み出し、〝温度差〟が生じてしまう、そしてその時感じた思いがのちのちまで尾を引いていく、そのような〝憂い〟を想像させる場面に出会うことも少なくなかった。

一方、「バースコーナー」での立会いは二人を隔てるものがない。高低差もない。立会いというより、手を握る、肩を抱く、膝枕となる、後ろから抱く、体を支えるなど、産婦の出産体位によって、さまざまな体勢での関わり、介助、援助、参加が可能となっている。パートナー側も納得感（することと、手伝うことがあるという意味で）や、達成感（仕事をしている感）のある立会いとなる。産婦側も、そのようなパートナーへ肯定的な（精一杯関わっている）評価をもたらし、結果、お二人の明るい未来への可能性を感じさせている。

「バースコーナー」での「立会い出産」で、もうひとつ付け加えることは、「上の子」の「立会い」である。

「分娩台」の隣での「立会い」、多くはパパに抱っこされての立会いとなる。一般的に「分娩台」

は子どもの身長からすれば高い、見えない。それに床に置くと分娩室内を動き回る恐れがあるからだ。

また、痛みを訴える、いつもと違う鋭い声のママ、申し訳ない表情のパパ、双方を見て、見てはいけない、聞いてもいけない、居てはいけないシーンに出くわしたと思っているかのように、パパに「もう帰ろう」、と言い始める。こういうシーンをしばしば見かけていた。

そのような立会いに比べ、「バースコーナー」での立会いは全く異なっている。いくつか違いを挙げる。「多分だが、ママの姿勢が特異的〜高い分娩台の上で両足を開いた姿勢は子どもにとって奇妙、脅威である〜ではない、違和感がない」「二人の言葉や行動のやり取り〜時に叫ぶ産婦もないではないが、多くは二人とも比較的穏やかな口ぶり〜より、ママとパパの関係が平等である、そして仲が良いと感じる」「子ども本人が制約されず自由に動くことができるが、意外とバースコーナーから出ない」「自分の目の高さがママ、パパと同じである」など、「上の子」と「父・母」関係にプラス要素が多い。

さらに上の子にとって、生まれたての、裸んぼで、うごめいている「生き物」としての「下の子」との出会い、それによる始まりは、おそらく相当強烈な印象を与えているようで、服を着た弟、妹との出会いで「兄ちゃん、姉ちゃん」が始まるに比し、焼きもちや敵対意識の芽生えを少なくしていると思われ、「上の子」と「赤ちゃん」関係の出会いにも肯定的となっている。

このように「バースコーナー」でのお産は、パートナーや上の子（たち）、さらには、ばぁば（頻度はけっこう多い、主に実母、まれに義母）や、ママの姉妹、数は少ないがじぃじやママの男兄弟、稀だが友人など、原始社会のように、合計10名近い立会い者のこともあった。「お産」は、「赤ちゃん」は「家族」のものであることが見てとれる（図③）。

「早期母子接触」で「母と子」が寛げる時間と空間（「分娩台」と異なる「バースコーナー」）が提供されていることで、母のおっぱい分泌を促し、赤ちゃんの生きる力（好奇心、おっぱいとの出会い）を高め、母乳育児に肯定的となっている。

そしてもう1つ、「フリースタイル出産」が「バースコーナー」という「場」を得たことで、「母子関係作り」へ大きな役割、貢献を果たすことになった。「分娩台」であるなら、〝奇跡〟は起こらなかった（後述）。

（4）まとめ

「バースコーナーでのフリースタイル出産」をまとめる

- 当院の「フリースタイル出産」は「難産」から始まった（そして、赤ちゃんは意外と元気だった）。
- 「バースコーナー」だからこそ「フリースタイル出産」が豊かさ（早期母子接触、母乳育児、母子関係）を生み出した。
- 「陣痛と出産」を「医療者（＝産科医）」は別物と思っているが、「産婦」は一連と思っている。
- 「バースコーナー」の「フリースタイル出産」は本物の「自然出産法」だ（後述）。
- 「お産」は「家族のもの」であり、「バースコーナー」の「フリースタイル出産」で「お産」は「家族」に戻った。

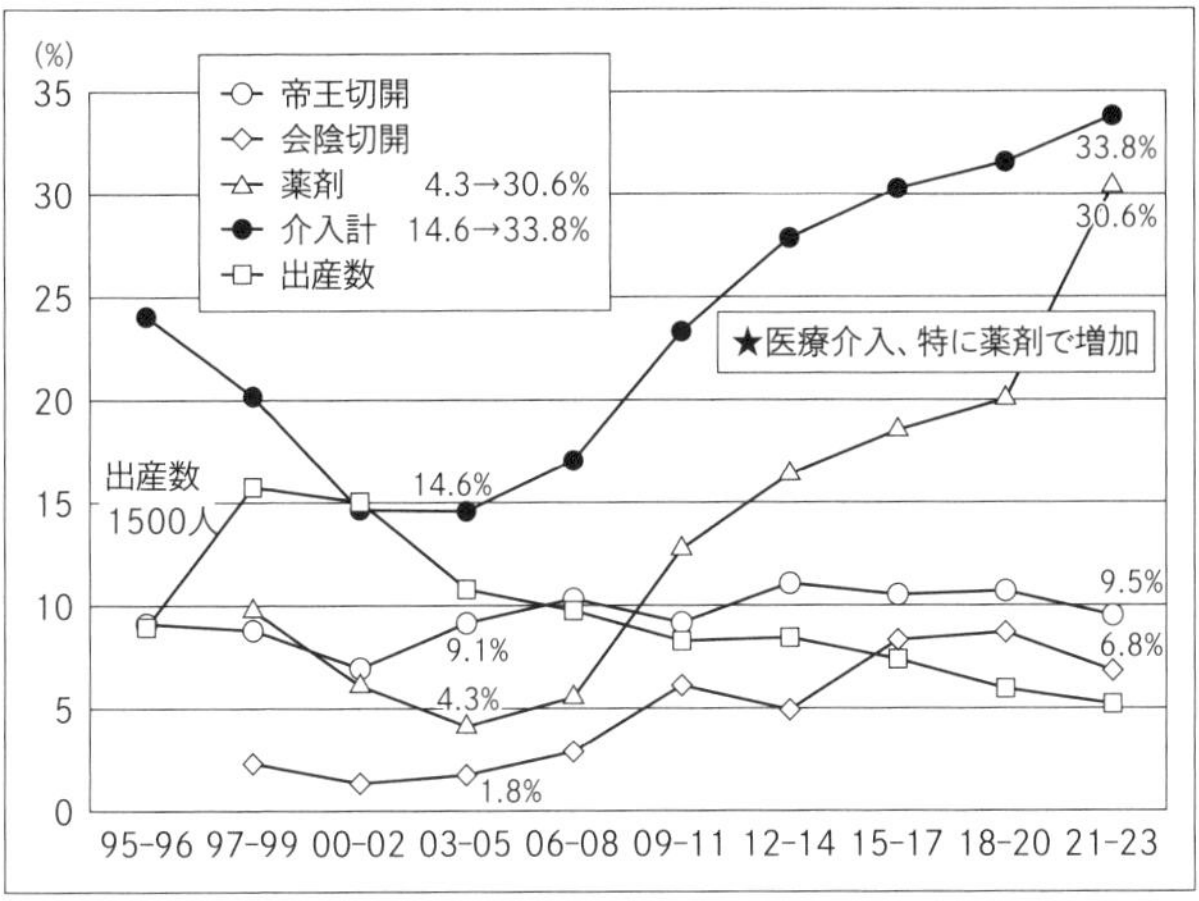

図①「出産数と医療介入率」（当院のお産のデータ）

・「出産数」は様々な要因で減少の道を歩んでいる
・当院の医療介入は、帝王切開、（誘発・促進）薬剤使用、会陰切開の3種類で、吸引分娩は1989.4以後、鉗子分娩は開院以来ない

V 「フリースタイル出産」の記録（グラフ）から見えること

●図①出産数と医療介入数

・当院の医療介入は、帝王切開、（誘発・促進）薬剤、会陰切開の3種類で、吸引（1989年4月以後）・鉗子（開院以後）分娩はない。クリステレル児圧出（1989年4月以後）もない。

・医療介入はこの10年間増加傾向、主に薬剤使用率で、帝王切開率、会陰切開率はあまり増加せず。

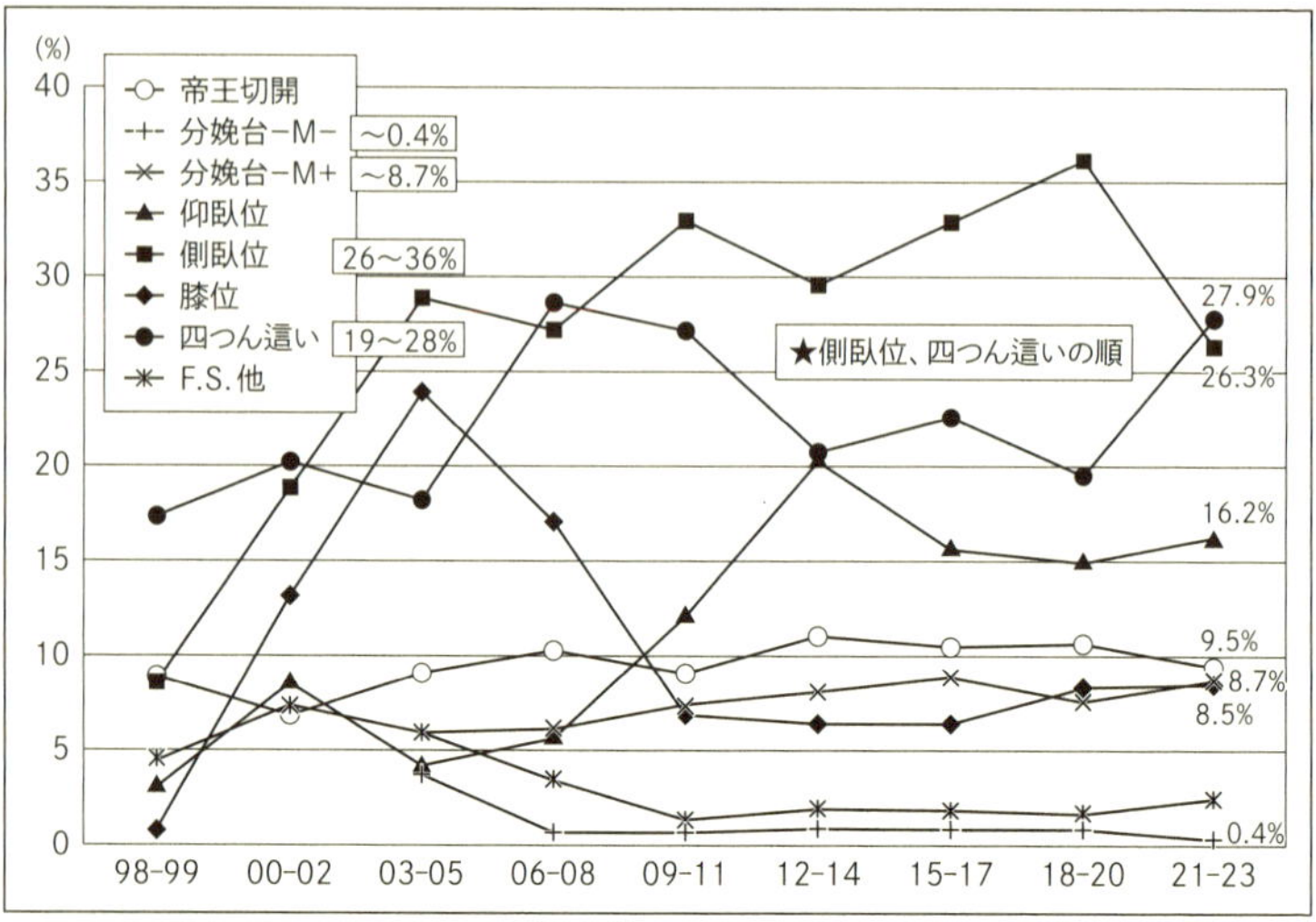

図②「出産の体位」（当院のお産のデータ）

・分娩台−Mとは、分娩台でマックロバーツ（MacRobalt）法を使う出産〜膝を曲げ、引き寄せることで、骨盤の前後径が長くなる

・F.S.他……座位、蹲踞位（スクワット）、立位、腹臥位、その他など

●図②「フリースタイル出産」の「体位」と「割合」

・分娩台使用例／18年間：マックロバーツ法（使用）6〜8％、マックロバーツ法（未使用）1％以下。

・フリースタイル出産の分娩体位、「側臥位」と「四つん這い」が1、2位を競っている。3位「仰臥位」、4位「膝位」である。

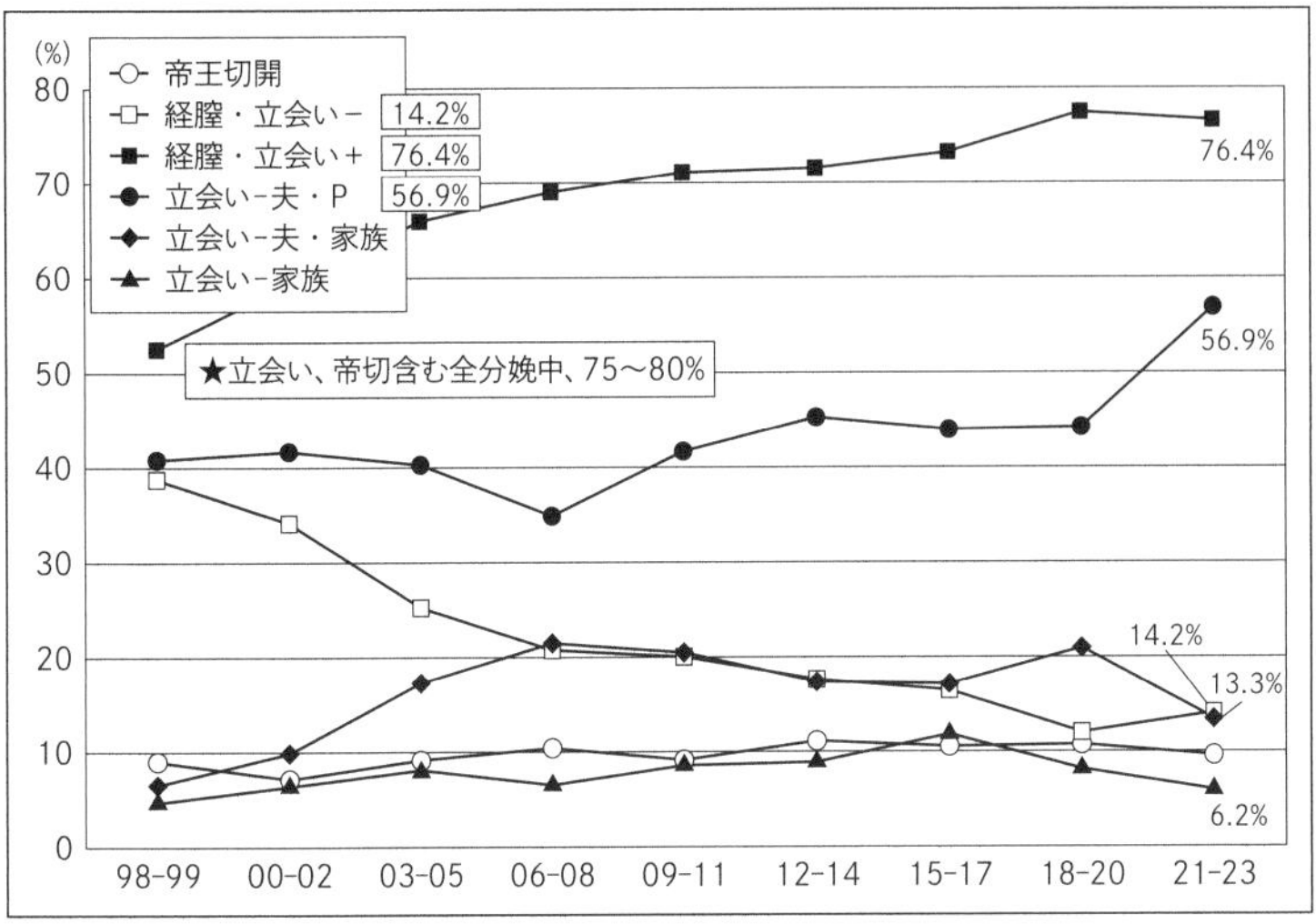

図③「出産の立会い」(当院のお産のデータ)

・立会い出産は、(帝切を含む) 全分娩中、約75～80%である
・立会い出産は、コロナ中にやや減少した (特に家族、複数名)
・帝王切開での立会いはごく稀。最近手術室-病室on line中継を試みた

●図③「立会い出産」数

・立会い出産は、(帝切を含む) 全分娩中、約75～80%である。
・立会い出産は、経膣分娩中84・87%である。

「私たちが立っているところ」（ＪＪＫＫ）

そこは「母と子」が　始まる　世界
一人の　女が　母を　始め
一人の　胎児が　赤ちゃんを　始める
二人の　始まりが　始まり　交わる　世界

出産が　女性に　とって
　想像を絶する　痛みと時間
だった　かもしれない
出生は　赤ちゃん　にとって
　想像すらない　痛みと時間
だった　であろう

私たち医療者の　できることは
　お二人の
初めての出会いと　新たな始まりへの
　お手伝い　と　励まし

この時代、「お産」はどこに向かっているのか

Ⅰ 「お産」・「出産」・「分娩」とは

初めに、出産に関する、いくつかの疑問を挙げる。

その① 大きな出産施設では病的（異常）な妊娠・出産の診断、治療を担っている。

この文、誰が見ても正しい。が、実際の現場ではこのように実行されているとは限らない。「正常分娩」が多いことをいっているのではない。ではなく、正常な「妊娠―出産」はまれ（氷山の一角に過ぎない）であり、現れていない異常の早期発見（こそ）が産科医の役割である、疑わしきは早めに介入するように、と。正常、あるいは普通の、自然なお産が少ない、そうお産は異常、疾病と指導されていることが気がかりなのだ。

産科医が、〝異常〟の早期発見に神経質になれば、助産師たちも、産婦たちも楽しくない、うれしくない。

「正常は氷山の一角」では、個別性や多様性への配慮は難しく、厳しくなる。

その② 施設分娩の主要な役割は治療とその「安全性」である。

「安心」は「安全」によって担保、保証されると、大きな出産施設は考えている。すなわち、

安全が最優先事項で、安心、心安らかの優先度は低位となる。

その③　大きな出産施設のお産に自宅出産のような家族的な繋がりを望むのは難しい。新しい命の登場（誕生）は、家族には大きな喜びであるが、残念ながら、この優先度は高くない。立会いには人数や対象の制限付きの施設が普通だ。
大きな出産施設の援助者に助産（産婦を助ける、お産を助けるなど寄り添うこと）を望むことも難しくなってきている。助産師は産科医の指示のもとに動いているからだ。

その④　施設分娩に取組むために「出産準備訓練」が必要と考えられている。
「出産施設」によって、おススメの「出産準備訓練」は異なるが、現在使用されているいくつかの「出産準備訓練」は、「お産を乗り切る、産む」ための方法ではなく、「こうすれば、痛みが少なくなる、お産が安楽になる」方法となっている（これでは、少し「出産準備」の目的から外れている、と思う）。

その⑤　「出産準備訓練法」で、陣痛─お産を乗り切るのに効果的な方法は、「フリースタイル出産」法のみである（笠じぃ仮説）。
ちなみに、「出産」に向け、妊娠中「準備訓練」すべきこととは、
イ　お産・陣痛を乗り切るため、体（散歩、拭き掃除など）と心を準備すること

ロ　実際の「陣痛」を乗り切る「方法」を「準備訓練」すること

陣痛とは産痛である、「産道を押し広げ」「胎児が下降する」時に、痛みとして現われる、必要不可欠なパワーである。この痛みを利用してお産を乗り切る方法が正しい出産法であり、その扱い方を妊娠中に準備訓練することが正しい出産準備訓練である（後述）。

その⑥　産婦には、産みの苦しみ「陣痛は痛い、時間が掛かる」がある。

とはいっても、出産より出生、ママより赤ちゃん、出産より子育て、が大変、これは事実であり、現実だ。

「産む」より、「生まれ出る」赤ちゃんが体験する、前振れや準備などがなく突然始まり、いまどこにいるかいつ終わるかも分からず、立ち合い人や助産者もなくたった一人で、頭を締め付ける狭い産道を歩んでいく、生まれる苦しみ、痛みははるかに厳しい。またその後のわが子と歩む「子育て」ははるかに長い。

山内逸郎先生から、「世の中には変えていいものと、変えてはいけないもの（「母乳育児」のこと）がある」と教わった。『陣痛』もそうであろう。それを助ける、手伝う、ために助産者（助産師、産科医）がいるのだ。

その⑦　「お産」での「安産」は誤解を生んでいる。

「安産」とは、医療者（特に産科医）にとっては「より安全」を意味し、母親たちには「できるだけ安楽」を期待している。「早く」は「両者」に共通している。「早く」や「楽」を目指すことは、人として間違いではない。生命の持つ本能的な行動である。しかし、また一方そうならないことも事実である。翻って、思い通りにいかないことに立ち向かっていくことに正解があり、そのために助産者がいる。

一方、「早く」に100％の正当性があるとも言えない。月満ちるや成熟という言葉がある。「世の中には……」とか「生きる、ということは……」には、時間が掛かる、時間を掛ける、掛けねばならないことがある、という意味であろう。

さらに、このやり取りには「赤ちゃん」の視点が欠けている。私たち助産者は「ママ」と「赤ちゃん」の〝安らか〟を目指すべきである。

その⑧「妊娠」や「出産」と異なり、「育児（子育て）」に正しいはない。

数多くの母と子、その後に出会ってつくづく思う。子育ては多様であり、子育て支援も多様にならざるをえない。そしてもしかしたら妊娠も多様かも、ならば出産も、わが子を受け入れるという意味では、一律、一様ではないのかもしれない。

その⑨ 母親たちの「妊娠―お産」は「子育て」に繋がる一連の行程である。

一般の出産施設の産科医療者は自身の対象領域を「妊娠―出産」まで、と考えているが、母親や家族たちは、出産施設、特に戦友だった産科医や助産師に子育てまでの応援を期待している。

なおさらに、産科医療者は、その対象領域である、母と子が始まる出産時と出産後入院中の、医療者と母親の、母親とわが子との関わりが、子育てに影響すると想像していないか、想像しようとはしていないが、助産者なら、思い巡らすべきだ。

にもかかわらず、大きな「出産施設」の出産後入院中そして退院後の「育児的なサポート（子育て支援）」はなくなったか、なくなりつつあり、個々人に任されている。

現実には、その意味で、母親たちや家族の思いや期待と異なっている。そしてまた20〜30年前に比べ、退院後の母親たち周囲のサポーターも減少している。

その⑩　開業産科と母親たち

同じ産科医、産科スタッフでも、病院産科と開業産科では、母親との距離がかなり異なっている、かつての産婆さんほどではないが、開業産科ではおのずと、少しは関係が作られている。それは地域での関わりの長さであったり、住民として生活していることだったり、であろうか（地域で、40〜50年、3世代、関係もおのずと深まる）。

Ⅱ　私たちの、お産の歴史（過去、現在）

戦後、わが国の「人口」がたどってきた道は、2度のベビーブームの後、「都市集中」、「少子高齢化」に転換し、現在「人口減少、労働力不足」となっている。

「戦後」〜「高度経済成長」の時代：第1次ベビーブーム（1947〜50年）、人口の4大都市集中（1960年代）が起こり、お産は郡部から市部分娩へ、自宅から（助産所→）施設分娩に移行、さらに「第2次ベビーブーム（1974〜77年）」へ進んだ。

「バブル」〜「失われた30年」の時代：さらに、人口の東京圏集中（1990年代）へ進んだが、1・57ショック、少子化、第3次ベビーブームは起こらず、東京都（圏）人口のみ増加、一方他府県は減少の、地域は衰退傾向となる。

そして、今（2020年〜）、私たちはどこに向かうのだろうか。

(1)「出産」「育児」、たどってきた道

①「お産」は「自宅出産」から「施設分娩」へ（図④「出産の場所」より）

・1960年代の人口の都市集中で「市部分娩」が「郡部分娩」を上回り、2010年以降、90%以上となった。この間、「自宅出産」は「施設分娩」に移行し、1990年以降、「自宅」は0・1%、「施設」は99・9%となった。
・1960〜80年：「人口の都市集中」で「自宅出産→施設分娩」に、「お産」は「医療（助産所→開業産科、病院）」を目指していく。
・1980〜2000年：「出産施設」で「お産」「子育て」を取り戻す動きが見られた。「母親学級→両親教室」「出産準備訓練」「母乳育児支援」「カンガルーケア」「立会い出産」などが取り

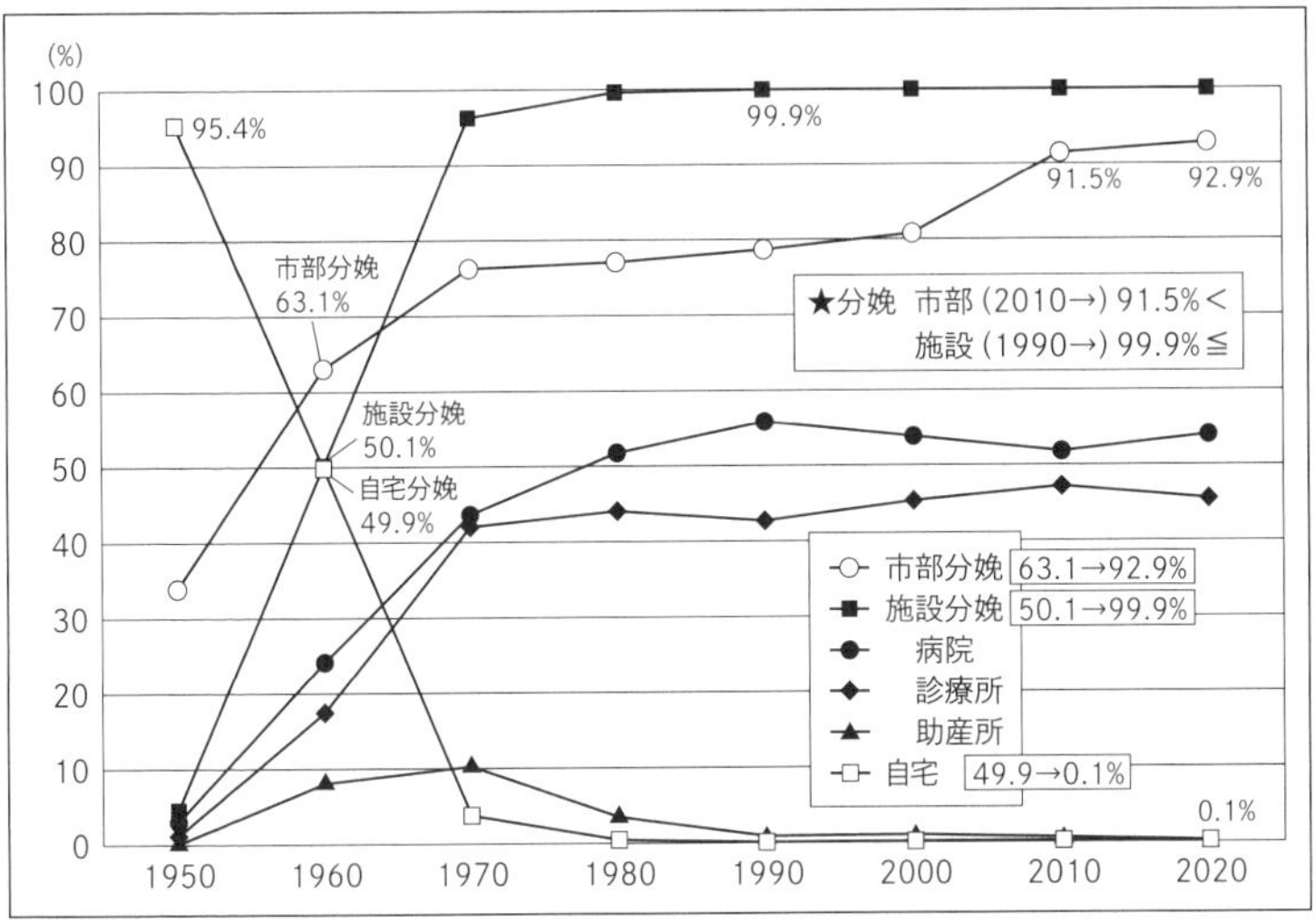

図④「出産の場所」（「母子保健の主なる統計」（母子衛生研究会）より作成）

・1960年代の、人口の都市集中で「市部分娩」が「郡部分娩」を上回り、2010年以降、90%以上となった

・この間、「自宅出産」は「施設分娩」に移行し、1990年以降、「自宅」は0.1%、「施設」は99.9%となった

入れられた。

・2000〜2020年：しかし「管理分娩＝集約化・重点化（周産期センター）、機械化（CTG）」と「助産師役割の転向（お産／出産準備訓練→母乳育児支援→産科医療）」と流れが変わった。

・2020年〜：そして「新たな時代」が始まった。「AI・SNS」「マッチングアプリ」「コスパ・タイパ」での「お産・子育て」はどう取り組むのか。

＊コスパ（cost performance）：費用対効果、支払った費用とそれにより得られた効果や満足度

＊タイパ（time performance）：時間対効果、投じた時間に見合う効果や満足度

②「集約化、重点化」の道：今、「お産」「産科医療」が歩んでいる道

i　「看護師の内診禁止（2004年9月）」→「診療所分娩減少」

ii　「卒後臨床研修制度開始（2004年4月）」→「公立病院分娩中止」

iii　「福島県立大野病院事件（2004年12月17日）」→「集約化、産科医療補償制度」

「奈良県町立大淀病院事件（2006年8月7日）」→「総合周産期母子医療センター、広域化」

「出産」の「医療化」が進行中

要約すれば、「出産は医療であり、正常分娩は氷山の一角である」「産科施設から、育児や子育て支援が切り離された」「助産師の役割は産科医療を担うこと」、併せて「無痛分娩の登場で〝助産〟は減少傾向」、さらに今後の「出産の保険適用問題（自然出産は保険適用されるのか？）」もあり、「自然出産」には厳しい。

(2) この数年、新たな流れ……

①「東南アジアのお産」最近の傾向

i　韓国（「韓国助産師さんとの交流会」キム・ユンミさん講演（2023年10月26日 当院）より）

・出生数：47万1265／2011年→26万562／2021年（＊10年間で55・2％に減少）

・合計特殊出生率：0・81％／2021年→0・78／2022年

・帝王切開率：26・9％／2012年→58・7／2021年→61・2／2022年（2017年）①トルコ53・1　②メキシコ48・7　③チリ47・7　④韓国45・2％

・「出産は医療で保険適用」であり、「助産所は医療機関」「助産師は医療者」
＊「医療行為」：診療行為、診療費、薬剤、検査費、処置費、手術費
・出産場所：病院99・8、助産所0・2％（11カ所／全国）
・助産師：383人／2022年、病院内助産師（教育、出産前と後の管理）減少
助産師教育研修病院は4カ所、毎年10名程度輩出
韓国での少子化、医療化（産科医主導、帝王切開増加）は急激に進んでいる。
ii　台湾（2022年6月現在）（「松岡悦子先生講演」（2023年10月26日）当院より）
・助産師：241人（56・9％／病院、診療所）、助産所25カ所（分娩8カ所）
・麻酔分娩：50〜60％（90％例もあり）、帝王切開率35・2％
・授乳：搾母乳が中心……「乳首が痛くない」「夫も参加〜夜は哺乳瓶で、夫と対等、赤ん坊は父系親族の子」「母子の絆より、誰にでも可愛がられる子に」「産後は仕事復帰」「母乳は栄養としてベスト」
iii　中国（「アジアの出産と家族計画」より）
中国の出産には、数多の変遷の歴史がある。「計画出産」政策は1949年に始まり、66年の文化大革命での「はだしの医者（郷村医師、助産員）」、その後の「一人っ子政策」（79〜84年）などがあり、助産者は、自宅（旧産婆）→自宅・診療所・病院（助産員）→病院（医師）と移り変わり、現状は、東南アジアの各国と同様に人口の都市集中、少子化傾向、医療化が進んでいる。

②「わが国のお産、子育て」の現状

わが国では、2020年頃から自然出産は無痛分娩に、母乳は混合栄養の傾向が強まってきている。休息のための産後ケアも増加傾向にある。近年の傾向として、「コスパ・タイパ」を意識した、〝早く、楽に〟の「お産・子育て」が特徴的である。

松岡悦子先生の講演でも、「日本の課題」として2020年段階で「麻酔分娩」が増え、（2020年）帝王切開率21・6％、麻酔分娩率8・6％となった。「麻酔分娩」を始めると、施設の出産数が増えるが、助産師は去っていく。「助産師」は出産施設の「お産」から排除され、施設外の「産後ケア」事業へ向かう。開業したい助産師はいるが「嘱託医」は少ない。

「施設分娩」となって、安全性が主要な課題となり、それまでの自然出産、家族の誕生の側面は低下し、その後、いいお産、母乳育児支援が取組まれたが、現在は低迷傾向で、出産は医療化し、リスクマネージメントの時代となった。その一方、お産、子育てに、早く・楽に、「コスパ・タイパ」を求める欲求が増加している。

（3）第3の道はあるのか、残されているのか……

①「失われた30年」の中での「自然出産」「母乳育児」支援

1990年代の始まりの頃、母親や医療者には、「母乳育児」「自然出産」の機運や情熱が溢れていた、そのように思っていた。「母と子」のためのさまざまな医療や支援の催し、取組み（「11月3日はいいお産の日」）が企画された。

しかし、2000年代の後半より、時代は成果主義の傾向となり、母たちは「てま・ひま」を避け、「早く、楽に」で、「自然出産」「母乳育児」志向が低下していった。

「産科の医療化」と「コスパ・タイパのお産、子育て」のはざまで、私たちに果たすべき役割があるのだろうか、第3の道はあるのか。

社会的には「失われた30年」と言われている、1990〜2020年、この同じ時に私たちは「自然出産」「母乳育児」支援を試みてきた。そして今、1つの大きな流れと、もう1つの新しい流れに巻き込まれようとしている。私たちはこの30年間に「何か」を成し遂げていたのだろうか、何かを今に残しているのだろうか。この〝大きい〟や〝新しい〟の流れに抗して、立ち続ける、提示できるものがあるのだろうか。

少なくとも（最低限かもしれない）言えることはある、それは何か。言うことがある何かとはそれは、「お産・子育ては医療ではない」ということ、「お産・子育てはタイパ・コスパではない」ということ、「お産と子育ては繋がっている」ということ、「自然なお産と子育ては絆を作る」、そのことをいうことができる、思いを持っていることを、体と心の奥底に獲得できているということである。そのような「お産・子育て」に思いを持つ関係者、助産者（助産師、産科医）がまだいるということである。

②誰が「自然出産」を守るのか

産科医を先頭に「産科の医療化」を歩む大きな出産施設に「自然出産」を期待することは難しい

であろう。母親や家族に近しい開業産科が取り組むしかない。

しかし、この「失われた30年」、前半の15年に比し、後半は何をしていたのか。確かに低落傾向である。「絆作り」という側面で、母親たち、援助者たち、双方が後退していっている。「母乳率」の低下、「ＢＦＨ（Baby Friendly Hospital＝赤ちゃんにやさしい病院）」からの撤退という面で著しいのは私たち「開業産科」である。近年さらに顕著となった「少子化」や「無痛分娩」の影響を受けているのも「開業産科」である。果たして、それは、そのような、そこまでの運命なのであろうか。

しかし、私たちには、自宅出産やその助産者、自然出産や母乳育児支援を生み出した土壌がある。幸いなことに、「母と子」と、妊婦健診、入院期間、退院後での、地域の（産婦人科）かかりつけ医や助産所との繋がりがあり、その歴史がある。振り返ってみれば、わが国独特の「開業産科」という形態は、「自宅出産」が「施設分娩」へと変容していく中で生まれた。しかも「単科、入院あり」で。想像するに「母と子」の始まりに、「自宅出産」的な、極めて近しい、親しい係わり（役と、関係作り役）を願って、求められて、そして助産所より少し「医療的なスパイス」を振りかけて、生まれたものであろう、そのような中間的、補完的な役割が望まれたのであろう、と思う（笠じぃ仮説）。

では「開業産科」に生き残る道はあるのか。「開業産科」には、先ほども述べたが、私も落ち込んだ「大きな弱点」がある。あの〝どうする吸引分娩〟の局面は必ず訪れるということだ。最大級のストレスである。今にして思えば、それは母と子に降りかかるストレスが直接的に突き刺さる位置にいる、そこに1人で立っているということ。であるということは、それだけ母子に近いということ、かもしれない。ならば、（さらに、想像ですが）そこに役目があるのではないか、と。自然なお産や子育てが危うくなっているのなら、その役割が願われ、求められているのなら、身近にいる「開業産科」の助産者たちこそが「母と子」を守る、地域の助産所と一緒に、その役割を担わなくてはならない、と考えている。「開業産科」というこの〝あいまい〟な存在、「自然なお産、自然な子育て」のため、今こそ、その登場の歴史的意味が問われている、と思う。

Ⅲ　「出産準備訓練」について考える

（1）「出産準備訓練」を振り返って考えてみる

少し振り返ります。まず、4つの「出産準備訓練」法（施設の教室で勉強している取組み）について見てみよう。4つとは、「リラックス法」「呼吸法（ラマーズ法）」「イメージトレーニング（ソフロロジー）」「フリースタイル出産」であり、「リラックス法」「呼吸法」「イメージトレーニング」は「安・らか、痛みの少ない」を目指し、一方「フリースタイル出産」は「産・まれる」を目指している。

＊「フリースタイル出産」を「楽」であると案内する援助者もいるが、「楽」でない訳ではないが、これは目的というより、結果に過ぎない。

＊「出産」の「準備」と「訓練」は同義反復である、「訓練」には「準備」の意味が含まれている。

（2）「出産準備訓練」の誤謬

「出産」とは、「産道＝骨盤内腔（入口面〜出口面）」を「赤ちゃん（胎児）の頭部（児頭）、そして身体」が回旋しながら、下降し、娩出に至る行程であり、関与する直接的な要因として「分娩の三要素―児頭、産道、娩出力（陣痛・腹圧）」が、背景的には「母親の身体面精神面」と「胎児の身体面（胎児仮死の有無。現時点で、赤ちゃんの思い、心理面を客観的に評価することはできていない、少しは想像できるが、そして想像すべきだが）」が挙げられる。

「出産準備訓練」とは、「安産」（お産が安らかに進み、生まれる）のための妊娠中からの準備訓練のことである。「安産」、安らかな（痛み少なく、速やかに、安全に）お産の表記より、「早く、楽に」のイメージがあるが、「母と子の産む・生まれる＝出産・出生」のための「準備訓練」、が主要な定義である。「出産準備訓練」とは、出産の「準備訓練」であり、お産を乗り切る、乗り越えるための「準備」、予めの「訓練」である。その意味では、出産に向けて何を準備すべきか、の方法論であり、さらに、あえて言うならば、「安らかなお産」に向け、妊娠中に何を、どのように準備しておくべきか、である。その意味では、その「準備訓練」が、実際のお産において、「母と子が、安らかな出産、出生」となる効果的なものでなければならない。

そもそも「出産準備訓練」とは「出産（可能なら安産）」のために、あらかじめ何を準備するのか、ということであり、主は「出産（産む、生まれる）」であり、「（母の）安らか」は主ではない。そのために妊娠中に準備すべきこととは、「出産」の準備であり、「安らか」の準備ではない。具体的には、

1つには「体重管理」「ウォーキング」「拭き掃除」「スクワット」であり、もう1つは分娩経過を知ること、陣痛によって、胎児（児頭や身体）が回旋しながら下降する、それを知り、進ませる方法（例えば、体勢）を体得しておくことと考えている。

ところで、「医療者」が〝安産〟というのは、「母と子」が安全であることを意味し、「母親たち」が安産というのは、（自身が）安楽だった（楽だった、痛くなかった―お産で痛くないはありえないのだが―、早かった）を意味している。同じ言葉でも、両者の思いは乖離しているが、意外にも医療者はこのことを知らないか気づいていない。と同時に「母親たち」、そして「医療者」も「赤ちゃん」への安産（安らか、介入のない）の視点を忘れている。

ところで「お産」において、「母親」にとり、楽だった、痛くなかったの「安産」はほとんどありえない（長年の産科医の体験で、痛くなかったお産などは見たことがないことはないが、ごくまれだ）。「よかった、頑張った」と、いいお産と自賛できる、しているお産は多くはないが、ときどき見かける。厳しいお産を乗り切ったケースの「達成感」「成功体験」「自己実現」が、自画自賛や自尊感情をもたらしているのは間違いがない。一方、考えてみれば母親にとって安産かもしれない、病室でのベッド産、車中分娩、自宅でのトイレ産などの急遂分娩では、安産を喜ぶ、母親のお産体験、実感はほとんど聞くことがない、早く、楽だから、いいという訳でもないようだ。

母の出産に比し、「赤ちゃん」の出生はさらに厳しく、全ての赤ちゃんは、生まれる苦痛を味わうことになる。この「赤ちゃん」の「生まれる」の痛み、苦しみは「母親」に比し、3・5項目において、上回っている。

・1つ目は、予測外や準備外以前の、予測も準備もなかった、その思いもない痛みであったであろうことを、私たちは慮《おもんぱか》ることしかできない。そして、まことに申し訳ないことなのだが、比較的幸いなことに、赤ちゃんが痛みという領域を体験するのは初めてであることで、唯一救われるというか、私たちの気持ちが救われるかも（救われてはいけないが）、である。

・2つ目には、自身は病室という比較的狭い空間にいる母親に比し、赤ちゃんは出口が見えない、あるかどうかも不明な、（初産なら誰も通ったことのない）極端に狭い産道を通り抜けていかなければならない、ということ。これは圧倒的に不利、不運、不幸ではないか。

・3つ目には、赤ちゃんにとってこの出生という戦いは何といっても孤独であるということ。母親（妊産婦）には、パートナーや実母、助産師という専門家など数多くの助けや支えがあるが、赤ちゃんには全くない。もちろんこの後の生れ出た社会が、そのような関係性が絡まった人間社会であることは知る由もない、関係や孤独などの基準自体がないのだから（これは、あり得ない話だが、お腹の中が孤独でなければ、たくさんの家族や友人がいる社会なら、彼らたちは決して出てこないだろう。その意味でも生まれてきた赤ちゃんたちを大歓迎するべきと思うが、いかがであろうか、できれば、おいしいご馳走を用意して）。

・最後に、母に比し全ての赤ちゃんにとって、「出生＝誕生」は1回きり、一発勝負であり、やり直しはない。ちょっと待って、もない。考えてみれば、これは大変なことである。

ところで、「お産」は、「母親」「赤ちゃん」「医療者、産科医・助産師」の思いが交錯する場となっている。その中で、最も客観性が保たれると、当の本人が称する、しかし最も遠い、最も当事者でない「産科医」が主導権、決定権を持っている、なぜだか、である。当事者である、母親だと赤ちゃんに対し平等でない、ということなのであろうか。客観性と決定権は別物であるが。

現代（2000年代の半ば以後）において、「産科医療」の安全性重視から「安産」というお産の呼称に焦点が当たるようになってきた。しかしながら約30年前からの10年間ほど掲げられていたのは、「いいお産（注）」であった（1994年11月3日「第1回いいお産の日」）。医療者、特に助産師、母親たちは、この「いい」に達成感や自己実現を思い描き、取組んでいた。しかしながら「いいお産」は時代の移り変わり、新しい内容が重要視され、「安産」という御旗の登場となっていった。「いいお産」が、「安らかなお産」や「安全なお産」の「安産」に読み替えられ、さらに価値観の変容の中で、「安産」は安全優先（数値や機器中心）の機械的な、医療者中心のお産から、「出産準備訓練」で追い求めてきた、痛みのない、「安楽なお産」が分離し、「痛みのないお産（無痛分娩）」へ向かうこととなった。

（3）「出産準備訓練」を振り返り、再評価する

一般に、「出産準備訓練」として挙げられているのは、以下の4法であろう。日本では、歴史的に

（注）この時点での「いいお産」とは「自然なお産」であり、達成感、自己実現を目指したものであった。断じて安楽なお産ではなかった。

見て、「リラックス」「(ラマーズ法の)呼吸法」「イメージトレーニング」「フリースタイル出産」の順に登場した。

「リラックス」と「ラマーズ法の呼吸法」は、「自宅出産」が「施設分娩」となり、1974年の第2次ベビーブームのころ、「母親学級」とともに、「施設分娩」を補完する(実母や家族支援を代行する?)もの、援助・援助法の一環として導入された。「イメージトレーニング」や「フリースタイル出産(日本発である)」は、遅れて1990〜95年ころ、「分娩監視装置」の普及という産科医療の機械化を補うもの、あるいは対抗する、「お産」や「産婦」の尊厳を保護、指向するものとして登場した。

「リラックス法」は基本的かつ普遍的で、優れた訓練法だが、通常ならともかく、厳しい、リラックスが極めて難しい陣痛の最中に、「リラックス」が可能かどうか、その実効性には疑問を感じている。「授業中に眠る」、「運転中に意識が遠くなる」や「数分の仮眠で元気が出る」体験を誰しも持っているにもかかわらず、だ。私たちの日常生活で、「リラックス」が可能となる、飲む食べるや眠る、あるいは誰かとお話しするを、実際のお産で少しでも取り入れるようアドバイスしているが、「リラックス」の「安らか」への効果はともかく、「お産する、進む」への有効性は、諦めてウトウトしていたら開いていた、進んでいた、などと限られている。

「ラマーズ法の呼吸法」は、そのネーミングと構成で、出産の援助法として一世風靡した。そして今も多くの現場で使われているようである。この方法は、「リラックス」と異なり、援助のフォーマットが用意されている。その結果「お産というマラソンでの自身の位置と対応策を知ることができる」「息を止めるではなく、息を吐くことで吸う、そのことで酸素を胎児に供給する、結果胎児仮死を予防する」「その時点で使用している呼吸法で、援助者はお産の進行を推測できる」などの利点があるが、一方「十分すぎる事前学習のあまり、使っている呼吸法が実態より進み過ぎてしまった」あるいは「呼吸法に熱心に取り組むことで疲れてしまう」などのミスマッチが生じたり、陣痛を右脳で感じたり、より恣意的に左脳で解釈してしまうケースも生じていた。ラマーズ法の呼吸法は、「施設分娩」となって、家族に取って代わった援助者（助産師）が積極的に係わっているその証明として、そして現代社会の科学的な「出産援助」法（フォーマット、教科書）として登場してきた。しかしながら、期待ほど「（精神予防性）無痛分娩」でないなど、お産の持つ流動性や多様性もあっての実際上の成功体験の低さ・少なさ、また能動的、主体的な母親の登場などにより、時代的意義を低下させていった。

１９９０年代に入り、「アクティブバース」や「いいお産」など、時代は主体的な新しい「お産様式」に移っていく。内的な自己との出会いを求める「アファメーション」「イメージトレーニング―ソフロロジー」や日本発の「分娩台」を使わない「フリースタイル出産」が始まっていく。「アファメーション」「イメージトレーニング」は、音楽や瞑想を取り入れた東洋的、スピリチュアルな「出産」「準備訓練」で、一定程度広がるも、妊娠中期～後期の短期間、短時間の訓練では文字通りイメージ倒れに終わり、陣痛を超えるという、深い領域までに至らなかった。

私たちもその始まりに係わった「分娩台」を使わない「フリースタイル出産」は、「アクティブバース（ジャネット・バラスカス、現代書館　１９８８年）」「水中出産（「バース・リボーン　よみがえる出産」

ミッシェル・オダン、現代書館　1991年）」「シーラおばさんの妊娠と出産の本（シーラ・キッツィンガー、農山漁村文化協会　1994年）」「OFP（Optimal Foetal Positioning）理論（ジーン・サットン、ポーリン・スコット、1995年）」を背景に持っている（日本では「分娩台よ、さようなら」大野明子、メディカ出版1999年がある）。

私たちの施設の「分娩台」を使わないお産の第1号は「立ち産」（1996年6月20日）で、1997年4月に分娩室の一隅に「バースコーナー」の設置以降、件数が増加、数年後には、出産全体の約85％弱を占めるようになった（分娩台を使ったマックロバーツ法が約6～8％、帝王切開が約10％である、分娩台を使った普通のお産は1％ほどである、この20年間ほぼ同じである）（P26図②参照）。

まとめ（私の見解）となるが、4つの「出産準備訓練（法）」で「出産」に繋がる「方法」は「フリースタイル出産」のみと考えている。より厳密に述べれば、他の3者の「準備訓練法」は、陣痛やお産が「母」にとって、やや安らかになること（ともに安らかを目指している）はあっても、「準備訓練」として期待したより「安らか」（安楽）という結果は出なかった。もちろん「出産法」でもなかった。より「安らかな」を目指すのなら、「お産」に向けての「準備訓練」として必要なことは、「体重管理」や「散歩」「拭き掃除」「スクワット」などであり、そしてあえて言うなら、「出産法」として重要なのは、「フリースタイル出産」、身体を起こした前屈み姿勢であること、ピンポイントで言えば「分娩開始」時、「胎児―児頭」が「前方後頭位」で始まることであろう。

「リラックス」「ラマーズ法（精神予防性無痛分娩）」「イメージトレーニング」の出産準備クラスで、セールスポイントや獲得目標として、安らかはあっても、痛くないを掲げるのはフェイクのそしりを受けることになるのではないか。そして、その結果、母親たちの「安産、安らか」への思いを、お産に向け、準備訓練するより、安らか（＝麻酔だから痛みがない、明らかに）という異なる方向、無痛分娩へミスリード（「助産」が不要となった）することになっていった。

「自然出産」を「助産」する

「自然出産」だから「助産」ができる。そこで「関係」が始まる、「関係」が生まれる「関係」を知る。「母」は「人間関係」を知り、「人間社会」を知る。

栗原貞子氏の「生ましめんかな」という有名な詩をご存じだろうか。この詩には、その題にお産の本質が表現されている。「産」ではなく「生」なのだ。

Ⅰ　「お産」は難しい

(1)「お産は難しい」に取組む～「お産」はなぜ難しいのか

エデンの園……神による、イブ、アダムへの罰。

「エデンの園」の「禁断の果実」を食べた、イブとアダムに神は罰を与えた。アダムには「一生働くこと」を、イブには「お産の苦しみ」を、そして人には「必ず死ぬ」という罰を与えた、とある。

一般的には、そして産科医療の現場では「四つ足」→「直立二足歩行」となることで、産道（背骨、骨盤）が変形した。そのために、「顔面」が母体背部を向くよう児頭（ヒトの胎児の頭は大きい）は回旋する必要性が生じ、お産は難しくなったと考えられている。

「直立二足歩行」は、しかしながら、以下の成果ももたらした。（笠じぃ仮説）
・「目」：背が高くなり、より遠くが見えるようになった。（→視覚の発達）
・「耳」：聞こえる音の方向が分かるようになった。（→聴覚の発達）
・「手」：前方のものをつかむなど、さまざまな働きが可能となった。（→手の可動域）
・「体」：他者と全体（全身、前面＝対面）で関わることができるようになった。
・「直立歩行」：移動が容易。妊娠中直立歩行すれば、お産の時直立すれば児や児頭が下降しやすい（はず）。
など、多くの利点があり、「進化」はこれらを優先させた、のであろう。

(2)「ヒト」の「お産の難しさ」の解析を試みる

①「胎児・児頭」は、骨盤に陥入し、回旋し、下降する

「直立二足歩行」によって生じた「歪んだ骨盤」を進むことを命じた、「進化」の意味は不明だが、「骨盤」での「児頭」の「陥入・回旋・下降」を促す方策を考える機会が与えられた、多分、答は「直立」にあるのだと思う。

入口面（部）の高さ、恥骨より仙骨岬角が高い。55度前方に傾斜している。骨盤（入口部・濶部・狭部・出口部）には応形機能があり、開始時の児頭の「入口部」は前後より左右に長く、児頭の下降、陥入で「濶部」は前後に広がり、娩出時に「出口部」は比較的には前後に長くなる。

＊骨盤の可動性（可塑性、応形機能）とは、出産時、寛骨（腸骨、恥骨、座骨）、仙骨、尾骨はわずかに動き、骨産道を広げる。寛骨の上部（仙腸関節）は内側へ、下部は外方（尾骨は後方へ）傾くこと

「児頭」は、頭蓋骨、泉門の関係で「左右」径は狭くなるが、「前後」径は狭くならない。「上下」径は最も長く、結果円周（cm）も上下が最も長い。

＊児骨の骨重積は圧力のかかる仙骨側の頭頂骨が、反対側の頭頂骨の下に入りこみ、さらに後頭骨がその下に入りこむ（松村譲兒「産道の異常」『病気がみえる10　産科』P190より）

以下に、最も重要な「入口部」での注意点を挙げる。

・ポイント①児頭の陥入が容易となるよう、（骨盤の）長い左右に対して、（児頭の）長い前後径をあわせるよう心掛ける必要がある。

・ポイント②そして次の陣痛開始時、陥入・下降が速やかとなるために、児頭―児背は前方（10時～14時）に位置することが望ましい。

・ポイント③「入口面」は前（恥骨）より後（第5腰椎―仙骨）が高い、「入口面」は水平ではなく前方に傾いている（骨盤傾斜角は約55度）。

・ポイント④そしてまた、「骨盤濶部・狭部」は「後方」に傾斜しているため、児頭―児背の進入、下降は後方に力（ベクトル）が働くよう、母体前方からの陥入がよい。

・ポイント⑤そして、胎児の顎下方にスペースがあり、「児背」が前方にあると頭部が屈位になりやすく、その結果（硬度のある）後頭結節が先進部になりやすい。

つまり「分娩開始時」は、「児頭」がこの斜めの入口面に垂直に陥入しお産が進むために、「児背」は後方（16時～20時）ではなく前方（10時～14時）に位置した方が「お産」は進みやすいことになる。

・ポイント⑥骨盤の「可動性、応形機能」の働きは、分娩様式が仰臥位分娩では期待できず、フリースタイル出産であれば骨産道は広がり、可能性が高い。

「濶部・狭部」では、できるだけ（どうしても眠い時は眠ることになるが）背前位で陥入して、始まっている「お産」の流れを尊重する姿勢、「身体を起こした前屈み姿勢」、例えば「カンファチェアに座って」過ごすや、（この時期、まだ病室にいることが多いので）「ベッドサイドにマットを敷き、膝を突き、ベッドにもたれ、膝―骨盤を開いた前屈みの割り座姿勢で」過ごすようお願いしている。この後、時間が経ち、努責感が出てきたら、腰を落としながら短く息んでもいい、と伝えている。身体を起こした前屈み姿勢に疲れた時や、どうしても眠い時は眠ることになるが、その場合、背前位（ＯＡ）なら児背側を、背後位（ＯＰ）なら児背と反対側を、下にして休むよう、お願いしている。繰り返すが、「前方後頭位」だと、顎の前下方に空間があり、顎は容易に前方に曲がる、いわゆる

〝顎を引く〟状態（第1回旋）になりやすい（→後頭結節が先進しやすくなる）（ベクトルは前方から後方に向かって力が働き、お産が進む）。

「後方後頭位（胎児が仰臥位で寝ている体位）」だと、陣痛開始時、後方に向かって進むためには、〝顎を引く〟「屈」の姿勢より、〝顎が胸から離れ〟「反屈」姿勢となりやすい。また産婦が何らかの事情（本人希望、知らずに、麻酔でベッド上）で「仰臥位姿勢」を続けると、重力のため、児背は母親の背側に回ることになり、回旋異常を起こしやすい。

＊陣痛中に、「後方後頭位」にある「児頭・児背」を「前方」に向かわせるためには、「四つん這い」姿勢か、「児背」と反対側を下にした「側臥位」で過ごすことを提案している。この方法は分娩Ⅰ期後半〜Ⅱ期初め、微弱陣痛や分娩遷延の場合（回旋が不十分のことが多い）にも応用できる。

「出口部」では、尾骨は後方に傾くことでスペースを作り、また尾骨は前方にやや湾曲しているため、出産出生時には、胸についていた顎が離れる方向に誘導されていく（「屈」していた顎が胸部から離れる方向に誘導されていく、意味と考えられる）。

②今一度、「身体を起こした前屈み姿勢」を確認する

・「身体を起こす」：出産経過の大部分は（可能な限り）「身体を起こした姿勢」、「高低」を利用することで「下降」が促される。

・「前屈み姿勢」：準備期では、赤ちゃんの「児背」が前方（母体腹側）の「前方後頭位」でないと、

「第1回旋」が起こりにくい（後頭結節が先進しない）。
←前方が低く後方が高い「骨盤入口面」に児頭が垂直に（最小径の左右で）陥入（前方後頭位）する⇕後方後頭位では入口面に最大径の上下で陥入を試みることになる。
↓この姿勢だと「陣痛」（娩出力）のベクトルが前↓後へ働く、下降しやすい。
↓開始時は、「回旋」を優先させるため、「四つん這い」など「前屈み」姿勢。
・進行期では、「下降」を優先させるため、「身体を起こした」姿勢がベター。
・娩出時には、「身体を起こした前屈み姿勢」を解除し、「尾骨」の角度を考慮し、座面と並行となるよう母体面を戻す。

③身体的、時間的負荷（痛み、難しさ）の意義

「産み」の〝苦しみ・陣痛〟、この点に関しては、「神」あるいは「進化」は必要と考えたのだろう、としか答えようがない。「女が母」、「人が人」たらしめるには、〝そうあるべき〟なのであろうか。そして、このような試練は、人生の随所に見られる。

では、「産みの苦しみ・痛み」の意味は何なのか。まず、「苦・痛」は『関係』を作る。「てま（＝痛み）」「ひま（＝苦しみ）」を掛けることで、「ま（＝関係、きずな）」が作られる。

（例）「赤ちゃんの泣き」「愛すること」「生きること、人生」

また「苦・痛」は〝助け〟を必要とし、さらなる「繋がり」「結びつき」「関係」を育て、築く。「苦痛」は〝きずな作り〟であり、「人間関係作り」のキーでもある。

そして最後に、「赤ちゃん」の生まれる「痛み」は、あらゆる面において、「母」より痛みははるかに厳しく、そして何よりも発言権が与えられていない、さらにえてして「母親」に忘れられていることも多い。

「人生」が「痛み」から始まる、改めて、本当になぜなのだろうか、と思う。

④援助者＝助産者、を引き入れる

そして、「人」は「一人」で生きていくのではないことを知る、ことになる、生まれる時、死ぬ時は別として。「生きていく」には「人（連れ合い、という）」が必要だ、まして「痛み」の中を進むには、寄り添い、支える人が必要だ。

後でも述べるが、イ・サンヒによると「人の赤ちゃんは、類人猿と違って、脳量そしてその結果頭蓋が大きい。回旋の結果、赤ちゃんは顔を母体の背側を向いて、出てくる。それゆえ、自身では赤ちゃんを取り上げることができず、介助（助産）者を必要とする」

「おっぱい（授乳・哺乳）」も同じだ。人のおっぱいは、赤ちゃんが生まれたときには、ほとんど分泌していないのが普通である。分泌が開始し増加していくためには、赤ちゃんが繰り返し繰り返し吸うことが必要で、その乳を吸う（哺乳）ためにも母親が抱き上げ、ひたすら授乳しなければならないのだ。一方赤ちゃんは、他の四つ足動物とは異なり、自力で歩いて「おっぱい」のもとにたどりつけない。生まれた後も、生きていくために他者の存在が前提となっている。相互の努力が必要であり、前提となっているのだ。

(3) しかし、なぜ、まだ「お産」は難しいのか、またはより難しくなったのか

①～変わったのは「お産」か「産婦」か「助産」か、それとも～

「お産」について、「分娩」を構成する「三要素(児頭、骨・軟産道、娩出力)」に関して言えば、「ネアンデルタール人」から「ホミニン」への身体全体の変化に比べると、あまり変わっていない。「分娩」の周辺の事情(地位、価値、役割)や、その結果(子ども、家族、その関係)は変化したかもしれないが。

一方、「産婦」、「産む存在」が大きく変化したのは事実だ。これは「創造主」の想定外であろう。まず食生活について、地球全体での評価はともかく、わが国では必ずしも、妊婦・産婦・子どもたちにふさわしい食生活となっていないかもしれない(食の量、バランス、カロリー、刺激物などにおいて)。

そして日常生活についても、「産婦」に適した日常生活(運動、見る・聞く・思うなどの生活環境)を「妊婦」は送っているだろうか。

さらに価値観の視点では、わが子を産み、わが子と出会い、育て、育つについて、パートナーと、どのような思いで準備しているのだろうか。始まる前からかなうことが難しいと準備を放棄したり、そして実際のお産では「早く楽に」と願うだけとなっていないか、「コスパ、タイパのお産、子育て」となっていないだろうか。

②「助産者」側の関与が「お産」を難しくした

・「産む」「場」の変更：17〜8世紀、「お産椅子」→「ベッド≒分娩台」

「お産椅子（分娩椅子）」「産椅」での「座産」から、「よく見える」や「介助しやすい」など、介助者側の理由で出産体位が変更し、ベッド上あるいは（歯科用）椅子（→分娩台）での「仰臥位（砕石位）出産」が増加していった。

「仰臥位出産」は児（児頭、児背）の回旋を難しくさせる。

「分娩台出産」→「仰臥位」→「回旋異常」→「難産」→「吸引分娩」。

＊「仰臥位分娩」は新たな医療技術、クリステレル児圧出、吸引・鉗子分娩、さらに促進剤、会陰切開、帝王切開を生み出した。

・現代社会：「助産」の低迷

「お産→分娩」で「施設」の「医療＝疾患」となり、「出産」のイニシアチブが「助産師」から「産科医」に移行となった、すなわち「お産は病気」となり、「産婦」は「助りる」対象から「救う」対象となった、つまり援助者（助産者）の座は、「助産師」から「産科医」に移っていった。

「産科医」は「救う」役割と考えている、そう（出産という）その困難、病的な場から救う、緊急対応とは、帝王切開のことだ、寄り添うや励ますではない。

＊産科医の彼にとって、「救う＝医療介入」の最大で唯一の課題は、「今か未だか」であり、そして「早い」はともかく「遅い」は最低、最悪の選択なのだ。

さらに、「関係性」の低下、縮小は「産婦―助産師」間で進んでいる。少なくとも、病院での出産では、いわゆる管理分娩の現場を担う助産師は、産婦側にいない。助産師は産科医の指示のもと、進行をチェックし、分娩を代行する役割を任されているが、多くは経過報告に留まり、決定権はない。

「助産力」の低下、その結果、産婦の「産む力」や赤ちゃんの「生まれる力」など「お産の力」を知らない、見えない助産師が多くなっている。当然ながら、救う役割の産科医は経過を見ていない、知らない、またはまるで関心がないかもしれない。

*「助産」の「助」は「助ける」そのものの意味より「援助」＝応援する、手伝う意味が大きいと考えているが、いかがであろうか。「生まれる」を手伝う、「生ましめんかな」（栗原貞子）に込められている思いをあらためて感じている。

「助産」には、「産婦」を助ける、「お産」を助ける、そして引き続く「母になる、なっていく」を助ける、という意味がおのずと含まれていると考えている。この3つ目の「助産力」～母（になる）力を支える、引き出す、育てる～のためにも、「助産」のそれまでの行程がチェックではない、母となる人に意味あるものであることが望まれる。「産婦を助ける」がなければ、「お産を助ける」がなければ、「母になる」を支えることができない。

Ⅱ　私たちは「自然出産」で「お産」に取組む

（1）「自然出産」とは何か

産みの痛み（ＪＪＫＫ）

あなたの内から出てきた　痛み　は
　自然な　痛み
外からやってきた　痛み　ほど
　痛く　ない
あなたの内から出た　痛み　は
　あなたの一部
　あなたの新しい力
　最もあなたらしい

①「自然」であること、とは

たとえば京都市の身原病院では「自然出産、自然分娩」について次のように説明されている。

分娩をできる限り自然にまかせ陣痛がくるのを待って、器具や薬品を使うなどの医療の手を加えず胎児が産道を通って出産する経腟分娩のことを自然分娩といいます。

また、反対に自然分娩でない出産とは、無痛分娩、帝王切開や吸引分娩などを言います。

（身原病院ホームページ https://mihara.com/glossary/bunben/）

できる限り、ということは、各施設により、定義や実態が異なる、ということである。いかなる施設でも100％自然出産は不可能で、千葉県の妊娠・出産・育児に関する実態調査でも実際的な割合は自然分娩77・9％、帝王切開など22・1％とある。

その意味では、私たちの施設にも私たちのスタイルがあり、結果がある。そのスタイルとは、述べてきたように、「吸引分娩（始まりの6年を除き）」「無痛（硬膜外麻酔）分娩」は扱わない、今までも、今も、（多分）これからも。その結果は経腟分娩約90％、帝王切開分娩10％を、この35年間何とか維持している、できている。

②「自然」＝「何もしない＝放置する」ことではない

全てのお産は、待てば、自然に始まり、進み、産まれるわけではない、そんなに甘くはない。ということは、逆説的に言えば、自然に始まり、進み、生まれることがあるということであり、全てのお産に介入が必要である、必要なほど病的であるということでは決してない。実は言葉の定義が少し異なるが、「自然」「正常」「普通」の方が多い（これらの言葉は多数を意味している）。「自然出産」とは、「そのこと」を信じて、生まれて出てくるのを可能な限り待つことであり、そして「そのこと」とは、「人」は、「産婦」は、「赤ちゃん」は、「生きる力」「産む力」「生まれる力」を持っている、ということであり、「そのこと」を信じ、大切にすることが「自然」「出産」というスタイルであると考えている。しかし、これではまだ説明としては抽象的である。

「自然出産」や「自然な子育て」にこだわるのは、「自然」や「自然体」に憧れや敬いを持っているためであろう。「自然、自然体」とは何か、それはただのロマンなのか、それはいつ現れるのか。この自然、それ自体には定義はなく、その「母と子」の「お産」や「子育て」が持つ、その「個別性」や「多様性」という、その人らしさ＝本質のことであり、そしてこの「本質」とは待つことでしか現れてこないのであり、そしてほとんどの場合、当の本人は知らない、知っていない。あえて言うなら、究極の「待つ」の中で最終段階に現れ、見えてくるもののことなのであろう。そう、それは「あなた自身」なのだ（笠じぃ仮説）。

「産む力」「生まれる力」が極めて少なく弱くなっている、その力を引き出す方法が見つからない、少しはこだわっても、とことんこだわるべきではない、これ以上その力の現れにこだわるべきではないなどで、その結果、何らかの「介入」を必要とせざるを得ないことが必ず起こる。「自然」な「介入」という論理矛盾とならない方法とは、可能ならママたちが納得できる、「介入」と意識しないで過ごせる、非医療的、日常的な時間・空間であることが必要と考えている。「ママ」に「選択する権利」があるように、赤ちゃんにも「選択する権利」がある。「赤ちゃん」と「ママ」にその「選択」が有意義であるという「説明と同意」が必要である。

＊少なくとも、その「選択」が赤ちゃんに不利にならない、納得性があるという、ママへの「説明と同意」が必要である。

当院での「医療」としての「介入」は、帝王切開以外に、薬剤（誘発剤、促進剤）（20〜30％、近年増える傾向にある、情けないことだが）や会陰切開（5％強）は使っているが、「吸引分娩」（1989年3月が最後）や「クリステレル児圧出」（同）は使わなくなって、30年を超えている。

(2) なぜ、「自然出産」に取組む（「自然出産」法で取り組む）のか

①「お産」は誰のものか

・「お産」は「母子」「家族」のものである。

「医療者」や「援助者」は単なるアドバイザーやガイド、サポーターに過ぎない。一方、「お産」は「母親＝産婦」だけのものという訳ではない。また一方、「お産」で生まれる「赤ちゃん」は家族のものでもある。

・そして、赤ちゃん（胎児）も一人の人格である（人権がある、と考えるべき）。

お腹の赤ちゃん（胎児）は大切に（respect）されるべきである。赤ちゃんの言葉に、（聞こえないが）耳を傾けるべきである。誕生する（出産時の）赤ちゃんはより大切にされるべきである（小さ

く、弱く、意思表明できない、そして最も負担がかかるという意味で)。

②「お産」の「個別性」「多様性」

・「お産」(疾患〜診断基準や治療方針がある〜と異なる)は個別性があり、尊重されねばならない基本的な約束事がある、例えば、正期産、成熟児、普通分娩など。そして、「お産」は、時に「母と子」が〝病的〟となること。

一方、類似(よく似たお産)はあっても同一はない。似て非なるものである、ということは「異なる点」が必ずあるということ。

・多くの経験を通して、「多様性」と「個別性」に出会うことになる

「ガイドライン」はその入り口の案内板で、ここから始まるとの意味である。「出産」に関係する因子は極めて多い、つまり見えていない情報も多い。「お産」には「母親」の、「家族」の〝人生〟が詰まっている(この意味で、Geno gram＝家族図は重要である)。

「多様性」「個別性」に〝気づく〟のは、当の母親より助産者の方が多い。「多様性」「個別性」との出会いは、助産者を豊かにする。

③「お産」とは、待つこと

・「待つこと」で見えるもの

ほとんどの「お産」は見えない、見通せない、安産も難産も、いずれの可能性もある、手遅

れのリスクもある。ただ、待てば、この「お産」の長所・短所が浮かび上がってくる。また、待てば、その「産婦」の長所・短所が見えてくる（最も分り易い方法である）。「待つこと」と「介入すること」、いずれかが正しいと決めるのは難しい、個々のケースで違ってくる。ただ「待つ」という選択肢もあることも考慮するべきと思う。

・待てば、どこを支えるのか、どこを伸ばすのか、が見えてくる

特徴を見出し、長所を伸ばし、短所を乗り越える大きな機会でもある。「待つこと」が優れている点は、「待つこと」で母自身が見えてくることにある。このように、「産科医」の、「助産者」の仕事は、基本的に、そしてまず〝待つこと〟である、と考えている。

④ここで「自然出産」について整理する

・「自然出産」とは

＊「自然分娩→自然出産」は、単なる私のこだわり、「分娩」は医療的と思うためだ。

「産む人の思い」が表出できる環境（スペース、親しい人）が必要である。「自然出産」は基本、注意深く「待つ」ことから始める、放置ではない。産婦も少しばかりの緊張感とともにお産の始まりを待ったり、感じたりしている。

そして陣痛が現れる。自身が制御できないような力、これが陣痛なのだ、この「産む力」、「生まれる力」が現れる、を待っていた、そして、いよいよ勝負の時だ。

陣痛の中にいる自分を見る、乗り越えようとしている自分を見ている。陣痛の中で、待って

いる中で、現れてきて、勇気を与えるものが本当の自分であり、「自然出産」とは本当の自分が生まれる、に出会うお産なのだ。

・「自然出産」の「評価」は難しい（できない、しない）

「自身の力」に出会う機会に取り組まないのは「自然」ではない。では、「初めから」はともかく「途中」や「後半」なら……や、または「誘発」ではなく「促進」では……や、「会陰切開」は……、どうなるのか。

「医学医療的」な理由による、場合によって、「医療」側の「介入」を100％防ぐことはできない。どこかで線引きがある。その意味で、「（硬膜外麻酔による）無痛分娩」や、「帝王切開分娩（予定でも、緊急でも～残念ながら）」は含まれない、含まないであろう。中間段階の、少しの「介入」後の自然経過のお産や途中からの「促進」や「会陰切開」は、その評価を当事者（産婦と家族、産科医と助産師）それぞれに、評価を任せることになるのであろう、「吸引分娩」は含めない（個人的には、30年以上使用していないし、含めていない。ここが私の原点だから）。

（3）お産の「始まり」

実際、帝王切開予定例でなければ、お産の「始まり」は以下のどちらかである。

①「陣痛」で始まる

「陣痛」で始まれば（があれば、と思えば）、「お産」は始まったことになる。経過を見ることになる。

そして、経過の中で（「選択」を要しない場合もあるが）選択を迫られることがある。

「陣痛が鈍くなった」場合、「陣痛は続く（ある）が進まないか、進むのが心配な（仮死）」場合、いずれも解決策は、新たな、ハイレベルの選択〜陣痛促進剤や帝王切開など〜が必要となる。この「選択」における「疑問〜なぜ、この陣痛は効果的でなかったのか」は残ったままであるが……。

「陣痛」が起こらない（陣発がない、始まらない）場合も同じだ。

②「破水」で始まる

「破水」のみでは、医学的にはともかく「お産〜産む・生まれる」が始まったことにはならない。一歩も踏み出ていない、進んでいない。「破水」後多くは自然に「痛み」が始まるが、次の一手が必要となることも少なくない。

では「いつまで待つか」、そして「その一手は何か」。

「いつまで」：ケース・バイ・ケース、「赤ちゃん・ママ（体力）」「医療的（感染、仮死）」次第である。ここでも「疑問〜なぜ、陣痛が始まらないのか」は残るが、「まあることにしよう」とスルーするはありかもしれない、仕方ないのだから。

（待つか待たないか、分かれるが）待たないなら、「陣痛誘発剤」を使う、の選択をすることになる（この時代、〝待つ〟より、〝待たない〟が多い）。そして「陣痛」が始まる、同じ道を歩むことになる。

もちろん、まだ待つ（この時間を定めることは難しいが）という選択もある。

③「陣痛」が始まらない

「お産」が「医療」でないなら、個人に属しているのなら、個人の希望に添うという選択もあるかもしれない（その場合は医学的には正しくない可能性もある。そのことを十分考慮に入れておくべきであるが……）。助産者として、何よりも重要なのは、起こるべき条件下にあって、発来しない陣痛、（もしあれば）その要因を探り、その閉じている扉の鍵を見つけ、解放することが、助産者の最もあるべき姿、と考えている。回旋の問題か、疲れなど身体的な問題、あるいは心理的、精神的な課題か、それを探索し、解放することが最も重要な仕事と考えている。そう、もう産む時が来ているのだから。

④「待つ」べきか、「攻める」べきか

いずれの場合でも、さまざまな局面で、次の「待つか、攻めるか」の（考えなければならない、責任を取らねばならない）場に立つことになる。ここまでは、産科の援助者なら誰しも経験することである。それでは、改めて考えてみよう、「何をもって、待つのか、攻めるのか」。私たちは、「何」を「見ているのか、見ていたのか」、「見るべきなのか、見るべきだったのか」。「自然出産」ではどこが違うのか。

「お産」が「医療」でなければ、「介入」「すべき」か「すべきでない」か、を判断すべき時があることになる。

＊「お産」が「医療」なら、初めから介入してよい、介入は前提なのだ（説明と同意は必要であるが……）。

そして、「介入」すべき場合でも、もし、あるならば「医療的」でない、「自然な」「介入」を模索すべきである、と考えている。ではそれは何か。「介入（アドバイスやサポートを含む）」でありながら、「産む人」や「産む」「生まれる」に添っていること、（せめて）添っていると思うことができる（＝産む人が思う、生まれる人も思う）こと、となる。その方の思いを知ること、知って関わることはとても重要だ。

「介入すべき（と思われる）局面」とは（振り返って、今一度整理する）

i　（産科医など、助産者が思うのは）「予定日」を（多分1週間ほど）超え、待っていても陣痛が始まりそうにならないとき（⇩「誘発」、どうする？）

ii　「自然」な「陣痛」では「お産」にならない（生まれそうにない）、と判断したとき（⇩「促進」、どうする？）

iii　最終局面、「発露」近い状態で、「出そうにない」「裂傷が大きくなりそう」「赤ちゃんの心音が悪い、早く娩出した方がいい」（発露）のとき（⇩「会陰切開」？）、一歩前の「排臨」では（⇩「クリステレル児圧出」？「吸引」？「帝王切開」？　どうする）

iv　（始まり～終わりの）様々な局面で、「胎児仮死」「感染兆候」「分娩停止」の判断となったとき（⇩「帝王切開」、どうする？　を迎える）

これらを「医療介入」と言う。

（4）自然な介入

それでは、（「論理」矛盾ではあるが）「自然な介入」とは何か、それはあるのか。それとは、「自然」が動き、働き始める、「準備、体制・体勢作り」であり、「発動するきっかけ」となるもの、と考えている。

①妊娠中：「自然なお産」を目指して試みるべきこと

・「体重増加」に注意する：「自身のお産、生活」を考えることにもなる。

・ウォーキング：妊娠中期（特に、体重管理をも兼ねるなら）より始める。

・拭き掃除（四つん這い）：後期〜陣痛中、「児頭」の回旋を促す。

・スクワット：「骨盤」の可動性や「産道」の伸展性を目指す。

②お産が始まって：「身体を起こした前屈み姿勢」（既述）

③お産が進まなくなって

・もしかしたら「児頭の回旋」が悪い（→「身体を起こした前屈み姿勢」）。

　→まずは試してみるべき「方法」である。

・経過が長くなって、（身体的な）「先行ばて」となっている。

→少し横になって眠る（一瞬意識がなくなったり、夢見たりすることでも、無駄な〝力み〟が消えて）と
回復するかもしれない。
→児背がOAなら児背側を、児背がOPなら児背と反対側を、下にして休む。
・気合が入り過ぎて、準備過剰で、（精神的な）「先行ばて」の場合
→開き直って、ふてくされた方がいい、その方が体の無駄な力が抜ける。
・家族間の心配ごとが、お産の進行を妨げている（心理的）
→〈産婦〉話をする、聞いてもらうだけでもいい。
・（助産師が）寄り添うだけで、お産が進むことを見かける。

（5）「お産」で大切なことは何か

①「（赤ちゃんが）生まれる」ことより「（母が）産む」ことが大切かどうか。
これは難しい問題、「私が産んだ」という「達成感」「自己実現」「成功体験」を重要視する考えは（自身の人生で一番）大切なのは間違いない。一方、「お産」に係わる医療者・援助者にとって、「赤ちゃん」が「生まれる」ことは一般的で基本的な評価指標である。「産む」と「生まれる」、いずれが優先、あるいはいずれも優先、答えはない。

②一方、「出産・出生」は自身の問題であるが、赤ちゃんの問題でもある。
二人の立場はイーブンであるにもかかわらず、個々の具体的な局面では「赤ちゃん」の尊厳が認

められているとはいい難い。赤ちゃん（胎児）の「生まれる力」を感じ取り、「思い」を聴く耳を持たねばならない。

産婦にとって、自身の「お産をする」ことが、より重要である意味は、それが、それまでの人生の集大成であり、新しい未来に向けての出発点であるからだ。

助産者である、私が考えている大切なこと（笠じぃ仮説）とは、「自身の産む力」に出会うこと、そして「自身（自分が何者であり、その可能性）」を〝知る〟ことであり、そして自身を超える、「お産」の持っている「産む力」（もしかしたら、赤ちゃんの「生まれる力」かもしれない、自身の中の今、生まれつつある力）に出会い、ともに進むことではないか、と感じ、思い、願っている。あえて確認しよう、言うまでもないが、お産は、赤ちゃんの誕生は、あなたと赤ちゃんの最高の喜び、これまでの集大成であり、出発でもある。

・赤ちゃんは元気で、あなたとの出会いを楽しみにしている

・あなたにとって、お産、その体験は、きっとうれしいものとなる

「自然なお産」とは、「自身に出会う」こと、「本当の自分」に「出会う」こと、その「出会い」が多くの人、特に「赤ちゃん」に支えられていたこと、私たちはそのような「出会い」のお手伝いになること、お手伝いができることを願っている。

Ⅲ 「自然出産」だから「産」を助ける、ができる

(1)「産」を「助ける」こと

①「人間の出産──ひとりではできない」(イ・サンヒ『人類との遭遇』P70より)

「人間の出産は(中略)180度の回転が求められます(中略)そのため、生まれ出てきた胎児は(中略)母親の背中のほうを向いています(中略)ほかの霊長類の母親のように両手を伸ばして赤ちゃんを引っ張り出すこともできません(中略)人間の赤ちゃんはほかの誰かに取り上げてもらう必要があり(中略)」「長い人類史上、現在の病院システムが登場するまで、出産に付き添うのは(中略)経験豊富な親族の女性でした(中略)母親がわが子との絆を深めているあいだしばらく(中略)手伝った(中略)人類はその系統が始まった時から他者を必要としている、という進化上の仮説を、人間の出産の性格そのものが裏付けている(中略)私たちは生まれた瞬間から社会的な動物なのです」

イ・サンヒは、このように助産者の存在の必要性と必然性を述べている。

②「自然出産」でないと「助産」はできない、難しい

「助産」には「お産」を知り、寄り添うことが必要、「お産」を知り、寄り添わないと、「お産」の手助けはできない、手助けにはならない。そして、「お産」が自然な経過をたどるお産「自然出産」でないと、「助産者」は「お産」や「産婦」が見えない、手助けが難しい、制限される。

「帝王切開分娩」ほどではないが、「無痛（硬膜外麻酔）分娩」も、「吸引分娩」も、それほどでもない「薬剤」を使ったり「会陰切開」する分娩も、「助産」の関わる範囲は狭くなる。それは、「助産」や「助産者」の役割（仕事）が少なくなる〜なくなるということだ。というのは、「助産」、「産を助ける」とは、「お産」の辛さ＝長さや痛みを和らげる、逃す、乗り越える、あるいはシェアする、それらの全てに関わるということだからだ。

③「産婦」を「助ける」「者」

「助産」に「産婦」を助ける、という意味がある。であるなら、「産婦」の「お産、子育て」への思いを知り、寄り添うべきであろう。〝寄り添う〟というと、「助産師」の役割のように見えるが、「産科医」であってもアプローチの違いがあっても、同様である。「産科医」もその場にいる限り、「助産者＝助産医」であり、「産婦」の思いを知らずして、関わるべきではないし、関われない、受け入れられないであろう、と考えている。

④「産」を「助ける」「者」

「助産」を扱う「助産者」とは、「お産」に関わる「医療者」、産科医、助産師、看護師、ドゥーラ（わが国では少ない）などを指す。以前使われていた「助産婦」だと分かりやすいのだが、「産婦を助ける」と「お産を助ける女性（婦人）」の2つの意味、役割を持つと母親に説明し、そしてさらに「子育て」も助ける役割もあるのです、と。

「産」を「助ける」とは、「お産」自体の持つ力を感じ、見出し、それを支え、育てることと考えている。

⑤「産」を「助ける」には「母と子」を「助ける」を含む

産後の期間はいつまでかは、ともかく、「助産者」にはそれなりの責任、義務を伴う。

(2)「産気」を知ること

①「産気付く」という言葉がある

一般的には、お産が始まった目安となる10分を切った「規則的な痛み」を指す。

前駆陣痛というフェイクがあり、惑わされ、眠れず、疲れ切った例も見る。

「産気」を起こす機序は明確ではない。胎児からオキシトシンが分泌されるという報告があるが、なぜ、その時期に、どのようなきっかけで始まるか、は明確ではない、そして臨床応用には至っていない。臨床的には「卵膜剥離（俗に〝おまじない〟という）」が効果的なこともあるが、万能ではない。

子宮口が未開大では難しく、児頭が回旋していない（背後位ＯＰ）と効果が乏しい。

自然出産を目指すなら、「産気付く」まで、待った方がいいが、どうすれば「産気付く」かは、この段階では「散歩」と「拭き掃除」以外にはない、なかなか難しい、簡単にはいかない。

＊「満月」や「大潮」の時、「お産」が多いのは事実だが、真実は不明だ。

②もう一つの「産気」

私が体験してきた、もう一つの「産気」について話をしたい。先ほどまで停滞していたお産が、なぜか急に進みだすことがある。今夜はもう無理かもしれない、明日は覚悟して関わらないといけないかもしれない「お産」の中で「産気」に出会うことがある。先ほどまで停滞していたお産が、なぜか急に進みだ

と眠ろうとした夜に……意識が遠くなって、そこに遠くから近づいてくる電話の音、反射的に出た先の受話器から「○○さん、お産です」のうれしい声が……。心弾んで、飛び込んだ分娩室では、排臨状態。数時間前はどんよりしていた産婦が元気よく力んでいる……。

何があったのか？　何が起こったのか？　何が進ませたのか？

考えられることを挙げてみよう。

【仮説1】

肉体的疲労：前夜からの陣痛で疲れ果て、〝諦めた〟結果、少し眠ることができた、からかもしれない。

【仮説2】

児頭の回旋、陥入：努責を止め、横になって休んでいる間に「前方後頭位」となり、「お産」が進んだのかもしれない。

【仮説3】

心理的な問題：陣痛が始まっているにもかかわらず、いまだ解決していないパートナーや実家

の家族との、「これまで」や「これから」のわだかまり・課題や不安・葛藤が、一本の電話やひたすら擦ってくれるその手、その優しさが、あるいは医療者のあの一言などによって、気持ちが切り替えられ、アクセルとなって、「お産」を進ませたのかもしれない。

【仮説4】

産む力、産気：前記の3項目の〝どれか〟や〝いくつか〟かもしれない。いまだ明らかとなっていない、本人がカミングアウトしていない、本人も気づいていない〝何か〟があるのかもしれない。要因はともかく、何であれ、「お産」に向かわせ、「お産」を進ませる、「産む力＝産気」を奮い起こせばいい、それでいい。妨げている理由が解決しなくても、明らかにならなくても、傍らに寄り添うだけでいいのかもしれない、そのようなきっかけ、契機、パワーを探り出し、育て、花咲かす、それが「助産」なのだろう。

【仮説5】

厳しいとき：その「産む力＝産気」はその「産婦」や「お産のある時期」、多くは最も厳しい時期に現れる、厳しい時期にならないと現れてこなかったと体験は示している。それほど〝ピュア〟にならないといけないということかもしれない。

【仮説6】

胎児側に「もう一つの産気」を起こすオキシトシン分泌があるのかもしれない。

【仮説7】

産気はある：「産気」は「産婦」と「お産」にある、間違いなく存在し、必ず現れる。

③「産気」（まとめ）

始まり（初期）の「産気」も終わり（最終盤）の「産気」も、その始まりの「きっかけ（契機）」や「進み方（機序）」は定かではなく、推定するしかない。

ただ「介入」があるより「介入」のない「自然」の方が間違いなく、「母と子（特に経緯を知らされていない赤ちゃん＝胎児）」にはやさしく感じられるであろう、そして「産気」が現れやすいであろう。「産気」は必ず現れる。「お産」で、特に難産で、この「産む力＝産気」に出会うこと、これは「母（となる女性）」にとって、最大、最高の幸せであり、そして私たちにとって、「助産者冥利」につきる、大きな喜びである。

(3)「助産」すること

①現代の「産科医療」の「助産」は、どこへ

「出産施設」での「お産」が「医療」となり、「産科」の、「産科医」の専権事項となってきた現在、「産科医」は「介入」に徹し「助産」を担う「助産医（師）」は登場しなくなった。そして「助産師」の「助産」の役割もまた縮小傾向となっていくのだろうか、「出産」の現場での優先順位は「助産」より「医療（介入）」が上位となるのであろうか。「孤独」「孤立」化していく現代社会で、新しい「関係作り」を始める「母と子」「親と子」に寄り添い、「関係」が作られ、「育つ」の始まりを援助する役割（助産）はとても大切であると思うのだが。

②「周産期」で「助産」に取組むとは

現代社会では、世界の多くの国で、職場、地域、学校、家庭、そして人生で「孤独」「孤立」化が進み、「関係作り」が難しくなってきている。

私たち「助産者」は、新しく「母と子」が始まる「周産期・医療」の現場で、「関係作り」を始める、を助けることができる立場にいる。

「助産」とは、「お産」とお産する「産婦」を助け、お産後の「母と子」が作られていくのを援助することで、「母と子の医療（周産期医療）」に関わる援助者の役割である。

「母と子」の「関係作り」には、「母と子」が始まる「周産期医療」を担う「出産施設」での「自然出産」「助産」や「母乳育児」「支援」が望まれる。

③「周産期」の「助産者」とは

「お産」の「援助者」は「助産（「産」を助ける）者」であるべきである。

「産婦」を助ける「助産者」は、「産婦」の「産気（産もうとする力）」に気づく、感じるべきである。

「産」を助ける「助産者」は、「お産」の「産気（体の産む力、生まれる力）」を見出し、力を注ぎ、育て上げなければならない。

「助産者」の誰もが、（現在、日本の、出産施設では）「産」の決定権を持っているわけではないが、「産」を見出す手助けや、「産」を奮い立たせる、を担う役割は残っている。

「助産者」は、出産出生後の「母と子」の育ちを支援する役割をも担う。

一方で「自然出産」、「助産」の役割、働きに肯定的でない潮流がある、また一方で人間的な援助より機械的、物質的な関与に依存する流れも現れてきた。生まれ出た命には、自然で、温もりのある人間的な関わりが望ましいと思うのだが……。

第一章　参考文献

1　長谷川まゆ帆『お産椅子への旅』岩波書店　２００４年
2　杉立義一『お産の歴史』集英社　２００２年
3　Jean Sutton and Pauline Scott, Understanding and Teaching Optimal Foetal Positioning (Birth Concepts, 1995)
4　イ・サンヒ『人類との遭遇』早川書房　２０１８年
5　小浜正子・松岡悦子編『アジアの出産と家族計画』勉誠出版　２０１４年

「もしも、聞いてくれるなら」（ＪＪＫＫ）

もしも　選べるなら
　早くがいい　痛くないがいい　楽がいい
でも　僕たち　私たち
　全て　初めての体験
　比べようがない
そして　どちらにしても　いずれにしても
　進むしかない
だったら　そうだったら
　少しずつ　少しずつ
　進むのがいい　強くなるのがいい
体と心の　準備をするから

第二章　「おっぱい、早めの空腹のサイン」のこと

私の開業産科医人生の第Ⅱ期になる。この「母乳育児支援」にも、相当長く関わっていることになる（30年を超えた）。小児科医が近く（後ろ）にいて、子育て―母乳は近接、直近という開院時よりの連続した課題であった。「母乳育児支援」に出会ったおかげで、私のモチベーションが維持できた（人の役に立っている、と思えた）、とも言える。そして「母乳」のおかげで、「母子関係」（作りのお手伝い）に出会った。ただこの始まりの段階ではまだ、「お産」と「（母乳での）子育て」は繋がっていなかった。「母乳育児」「支援」も偶然で始まった。「母乳育児支援」の概要は以下である。

（1）「母乳育児」は「生物学的当為」である。
（2）「母乳育児支援」とは、「母乳栄養」ではなく「母乳育児」の「支援」である。
（3）「母乳育児支援」は「妊娠期」から始まり、（退院後の）「授乳期（の終わり）」まで続く。
（4）「母乳育児」・「支援」は「母と子」が始まる施設（出産施設）に依存している。
（5）「母乳育児」は「母子関係」を作る基本的なツールである。

「母乳育児支援」との出会い

「お産」と異なり、「出会い」という偶然は「人」、「母乳育児」の「大先輩」たちだった。

Ⅰ　その頃の、世界と日本の母乳育児・支援（１９８９年「母乳育児成功のための10カ条」）

「母乳育児・支援」が世界と日本の趨勢となっていった経緯を並べる。

WHO		日本	
19世紀末〜20世紀	米国で乳幼児用粉ミルク市場創出	１９４９年	「赤ちゃんコンクール」
20世紀初	ミルク・デポー（保健診療所）と人工乳普及	１９５５年	森永ヒ素ミルク事件（１３０人死亡、１万２１３１人被害）
		１９５６年	厚生省「ミルクの方がよく育つ」
		１９５８年	同「離乳の手引き―１歳断乳」
１９６０年頃まで	ユニセフは世界中で粉末スキムミルクを配布	１９６０〜７０年	粉ミルク全盛（１歳母乳率31％）
１９５６年	ラ・レーチェ・リーグ設立（シカゴの母親７人）		
１９７０年代	開発途上国への販売（ミルク・ナース）↓（ベビーキラー、ネスレ裁判、ネスレボイコット）	１９７０年	国立岡山病院（山内逸郎先生）ミルク廃止（←ミルク・アレルギー）
１９７４年	ＷＨＯ「全ての加盟国に粉ミルクの販売活動を検討、措置」	１９７０年代	桶谷式乳房治療手技（桶谷そとみさん）始まる
	「Health for all　２０００年までにすべての人を健康に」		

	ユニセフ「全ての赤ちゃんを母乳で育てよう」		（日本：批准1994・4→発効1995・8）
		1975年	WHO決議を受け、厚生省が母乳育児推進「3箇条運動」①生後1・5カ月まで母乳のみ②3カ月までできるだけ母乳のみ③4カ月以降も安易にミルクに切り替えない
1978年	WHO「加盟国は乳幼児の健康不良をなくすため、母乳運動を促進し、粉ミルクの販売を規制する」		
1981年	WHO総会「母乳代替品の市販に関する国際基準（WHOコード）」採択（棄権：日本ほか3カ国、反対：米国1カ国）		
1988年	国連総会「子どもの権利条約」全会一致で採択		
1989年	WHO・ユニセフ共同声明「母乳育児の保護、推進、支援〜産科施設の特別な役割『母乳育児成功のための10カ条』」		
1990年	ユニセフ等「母乳育児の保護、推進、支援に関するイノチェンティ宣言」		
1991年	WHO・ユニセフ「赤ちゃんにやさしい病院BFH」運動開始	1991年	国立岡山病院がWHOとユニセフから赤ちゃんにやさしい病院に認定（先進国1位）

	（世界で1番目は「ホセファビラ病院（フィリピン）」）	
	1992年	「母乳をすすめる産科医と小児科医の集い（第1回、後の日本母乳の会主催の母乳育児シンポジウム）」開催
	1996年	当院「赤ちゃんにやさしい病院」認定

Ⅱ　私、私たちと「母乳育児支援」の現実

（1986年桶谷そとみ先生に、1992年山内逸郎先生に出会う）

（1）「母乳育児」と出会い、「支援」が始まった

当院の「母乳育児支援」、産みの母は「桶谷そとみさん」、育ての父は「山内逸郎先生」、そして多くの兄弟姉妹、友人、出会った全ての「母と子」に育てていただいた。あらためて、〝ありがとうございます〟。「おっぱい」の道も多くの偶然、とりわけ、その道の先駆者との出会いという偶然があった。

1985年12月、始まりは「桶谷式乳房治療手技（おっぱいマッサージ）」との出会いだった。近くにあった「桶谷式」「研修センター」の生徒（助産師）さんが、卒業後の「おっぱいマッサージ」研修のための雇用希望で来られ、その訪問が、「桶谷式乳房マッサージ」との出会いでした。数

名、数年間続いたが、この間、数回、そとみ先生のご自宅まで二人でお邪魔し、たくさんのお話をうかがった。それでも「おっぱい」は私の仕事ではないと、まだこの時点では考えていた。

しかしながら、いつの間にか、次々と来ていただいた研修センター卒業生の助産師の皆さんのおかげで、当院は「おっぱいの病院」と広まっていった。それでもまだ〝くすぐったい〟ような、人ごとのような感じでした。

そして1992年6月、「おっぱい（山内逸郎）先生の子育て講演」を聞く。

その頃の私の胸の内では、「おっぱいって、私も少しは何とかしなくては」程度の初歩段階だった。ちょうどその頃、「桶谷式研修センター」が閉校する、とのビックリ情報が飛び込んできた。「私が何とかする」への変化を迫られることになった。そんな中の講演会であった。講演の合間の休憩時間に、山内先生に紹介していただき（この時、永山美千子さん〜この後、日本母乳の会を立ち上げ、事務局を担当されている〜に声を掛けていただかなければ、今日の私はなかったと思っている。その後もお世話になった、とても感謝している）、「産科の先生、頑張ってください」と直に声をいただき、この時初めて、「ええ！おっぱいは産科医の私の仕事？」「そうなのか、そうだったのか、そうかもしれない」と考え始めることになった。その年の8月、「母乳をすすめる産科医と小児科医の集い」に呼んでいただき、その集まりの熱気と情熱に驚き、（今から考えると、この時に）このおっぱいチームへの参加、合流を決意した（と思う）。

1992年10月4日、山内先生にお願いし、地元の阪南市で「おっぱい先生の子育て講演会」を主催した。その後ともにした食事会では、笑顔で食されていたお姿が、つい昨日のように目に浮かぶ。このように、またしても、いくつもの偶然が私を導いてくれた。そして、このようにして「お産とおっぱい、二つの道」の交わりに近づくことになる。

1993年（名称は「母乳をすすめる産科医と小児科医の会」）、1994年（名称は「日本母乳の会 第3回母乳育児シンポジウム」）に参加、役員となる。

1996年8月6日、私の施設が日本で6番目の「赤ちゃんにやさしい病院BFH」認定される（2024年8月現在、他施設の閉院、返上などで3番目の老舗となった。開業産科では最古参だ）。

1998年4月29日：「カンガルーケア（早期母子接触）」第1号

さあ、もう少し、「母乳育児支援」の歴史を聞いてほしい。

(2)「日本母乳の会」・「大阪母乳の会」から「近畿母乳育児フォーラム」へ

・1992年8月、「母乳をすすめる産科医と小児科医の集い（第1回）」参加
・1994年8月、「日本母乳の会（第3回）」運営委員（→理事→監事→退任／現在）
・1998年6月6日、「大阪母乳の会」（堺市の故岡村博行先生、産科医の北村幸太郎先生、新生児科医の北島博之先生らと）設立（現在に至る）

・２０００年７月、「ひょうご母乳・育児の会」結成応援
・２００７年７月、「わかやま母乳の会」結成参加
・２０１０年２月、「第１回近畿母乳育児フォーラム」開催（実行委員長）
・２０２４年２月、「第13回近畿母乳育児フォーラム」開催（実行委員長）

（3）「私たちの施設」のこの10年間〜新しい取組み

２０００年代中―後半からの10年間、あまり動いていない、動けていない。なぜだろうか、それは問題点がないのではなく、一方では、内部の問題―「母乳育児・支援」の行き詰まりがあり、他方には「子どもの虐待」という、遠いようで近いかも、の問題が発生して、そのあまりにもの乖離に立ち往生している状態があり、その中で見出した「一筋の光」（２０１２年７月29日）の意味と意義を理解していなかったと思う。

・２０１０年奈良桜井市５歳男の子の虐待死（ネグレクト）
・２０１２年７月29日、赤ちゃんの「注視」に出会う
・２０１８年３月２日、（香川観音寺→）東京目黒で虐待死、船戸結愛ちゃん（５歳）
・２０１９年１月24日、（沖縄糸満→）千葉野田で虐待死、栗原心愛ちゃん（10歳）

船戸結愛ちゃん、栗原心愛ちゃんの事件から、「子どもの虐待」は私たち「産科施設、産科医療

者」の課題かもしれないと考え始める（→「データ」調査へ）。

・２０１８年11月、（当院）１カ月児の「一時保護」事案あり、保健センターと協議

・２０１９年６月、（当院）２カ月児の「一時保護」事案あり、児相と協議、「保護」中止となった（母体要因との判断で）。

「子どもの虐待」に関しては、初め「虐待防止」について、報道での被虐待児の年齢が私たちの現場よりやや高いこと、また「虐待防止」は実際的には極めて難しいことなどから、自身の問題と考えていなかった。しかし、「虐待」は乳幼児に多く、「虐待死」は「0歳」が「心中以外」で5割弱／18歳未満の子ども、「心中」で1割強／同、とかなりの割合を占め、「虐待死」の「加害者」は「心中以外」（1次〜19次平均）は53・9％、「心中」（2次〜19次平均）は69％が「実母」で、「身体的虐待」が多い、とのデータより、出産施設での「虐待予防」の取り組み、それには『母子関係作り』が重要なのではないかと考え始めた（P１３２〜P１３４図⑦⑧⑨参照）。

そして、いよいよ、その波が私たちの施設にも及んできた始めた、の感があった。

・２０１９年３月31日〜２０２０年１月26日、第１〜６回オープンホスピタル開催（催し：体験ツアー、イベントコーナー、泉州創作手料理、市民公開講座、日替わり講座、おっぱい塾、参加者は地域の母子、医療者、保健関係者だった）

・2020年7月19日〜2022年2月6日、「笠じぃと仲間たちのお産・おっぱい・子育てセミナー①─⑨」（Zoom勉強会）テーマ：①「妊娠中─出産時の母乳育児支援」②「入院中の母乳育児支援のポイント」③「当院の母乳育児支援を作る」④「当院のフリースタイル出産・誕生秘話」⑤「出産施設で母子関係を作る」⑥「私たちの施設の虐待予防の取組み」⑦「子育て支援─父子関係をどのように作るのか」⑧「周産期のコミュニケーションを考える」⑨「入院中の母子関係作りを見える化する」、参加者のほとんどは医療者、子育て支援者でした。

・2020年2月6日、「対面カンガルー STS on face」（写真②）を始める。「母子関係作り」をコンセプトとした施設の取り組み（後掲、第三章）を開始した。取り組み内容と結果は、「退院時アンケート」、「1カ月母子やり取り調査」、「母乳率（入院中、退院時、2週間、1カ月、2カ月）」、「EPDS値（2週間、1カ月、2カ月）」では、肯定的な影響を与えている、と自己評価している。

まとめとして、自分史、施設史を評価すると次のようになる。

赤ちゃんの「注視」に出会うまで数年間、出会うまで数年間を要した意味は何なのかを考えている。一方には「母乳育児支援」の低迷、他方には「子どもの虐待」というあまりにも大きな〝山〟があった。その中で、「早期母子接触」時の「注視」（対面カンガルー）から始める「母子関係作り」に焦点を絞っていいのか、次のように煩悶《はんもん》していた。

「これが進むべき道か、指し示している先駆者はいない」「新しく取り組む以前に、母乳育児支援はなぜ低迷するのか、どのように立ち向かうのかを考えるべきではないか」「母乳育児支援と、この母子関係作り支援、どちらを選ぶべきか」「この道、ほとんど見えていない、誰も通っていない道である」などである。

しかし、この道は、遠く、長いが、これが進む道かもしれない、と思い始めた。これしかない、進むべきだ、と(第三章)。

「母乳育児支援」

I 「母乳育児」「支援」の取組み
〜始まりは〝頻回授乳〟、今は〝応答授乳〟

「母乳育児支援」とは、「ママ」の、「おっぱい=母乳」を、「赤ちゃん」が飲める。できれば、生まれた時からその子が欲しがるだけ、欲しがる期間(反論①②③④⑤)、飲める、を支援すること、と考えている。

が、事態は思う通りには進まない、例えば、「生まれた直後」の、「入院中」の、「母乳」はいかがであろうか。

反論①残念ながら、ヒトのおっぱいは、生まれた時、欲しがるほども出ない。

→（計算上の）体重あたりの必要量を分泌するおっぱい例は見たことがない。

反論②また一方、ヒトの赤ちゃんはさほど欲しがらない、空腹でもない？

→「水筒と弁当を持って、生まれてくる」と言われている。

→生まれたての赤ちゃんには、経口摂取の歴史がない。

→お腹が空いたや、いっぱいの体験がない。

反論③では、このママと援助者に許された、乳汁分泌の猶予期間はいつまでか。

→この次には間違いなく、「母乳育児」の、「母乳育児支援」の、最初で、最大の〝山場～おっぱいが絶対必要〟が待っている。

反論④それでは生まれて間もない赤ちゃんはなぜおっぱいを欲しがるのか、なぜそう見えるのか。

→赤ちゃんの予備力にもよるが、二日（48時間）ほどであろう（しかない）。

→そう見えるだけ、ママに思わせるだけである。

→生まれてしばらくは泣かない。その後、不思議議感、不穏感で泣き始める。

→授けられた吸啜《きゅうせつ》反射でおっぱいを吸い、味わって欲しくなる。泣いておっぱいとなるのではないかと考えている。

反論⑤おっぱい、いつまでか～いつまでもか、の答えはない、母と子で決めればいい。

→「始まり」には「出産施設」の関与が大きいが、「終わり」は「母と子」の matter 案件であるが、ママ（だけ）の matter ではない。

このように援助のタイミング、特に始まりは、要注意である。「母乳育児支援」は「ママ」「おっぱい」「赤ちゃん」の3つの要素の支援だから、シンプルなテーマであるのだが、下記のようにいくつか要注意ポイントがある。例えば、

①妊娠中、出産時、入院中、退院後の時期によって支援要素、重点度が異なること。

②「母乳育児が始まる」とは、「赤ちゃん」が「おっぱい」を飲めるということ。

＊山場の「時」は、一般的には、日齢2の「乳汁分泌」であろう。

＊「おっぱい」が飲めるとは、原則、直接哺乳（直母）のことである。

③「赤ちゃん」の身体面は生まれてみないと分からない。心理面は考慮すべきだが、個人差もあったりなどで、評価対象から外されてきたが、最近、「赤ちゃん」からの「サーブ＝サイン、メッセージ」が、いくつかあることが分かってきている。

④「ママ」の母乳育児への向き合い方（特に心理面）は、〝広がりと深さ、長さ〟において差が生じていて、しばしば理解の範囲を超えたり、見逃したりしている可能性が起こること。

⑤3者の中で、「おっぱい」は個人差があるが妊娠中から予測が可能である。ただしおっぱい手当てや取り組みに関してはママや施設、出産様式、初産・経産で差が生じていること。

⑥特に最近、母乳育児を含む育児支援全般への施設間の温度差が広がっていること。

⑦さらに「母乳育児・子育て」についての「パパの育児」への見解の相違が表面化し、現場を混乱させている。

⑧「母乳育児」「支援」を評価する指標として、「母乳率」が使われているが、「母乳率」は各時点

の「母乳栄養」の「率」から算出されている。では「母乳育児」評価にはどのような指標、あるいは内容があるのか、いまだに答えが出ていない。

＊「母乳率」は「母乳栄養率」か「母乳育児率」か、この問題解決を難しくさせている背景には、日本独特の周産期システムがある。諸外国と比べて大きく異なるのは〝長い〟「入院期間」である。つまり、入院中に「育児」が始まるからだ、「始まり」から「終わり」の「育児期間」への評価（入院中と退院時）が「母乳率」として問われることになる（諸外国のような1泊2日の入院では、母乳分泌量もまだ少なく、〝結果＝率〟は支援評価の対象にならない）。

ところで、この設けられた入院中の数日間の子育て（支援）期間は、（多分、当時日本に駐留していた米国の制度〜その時代、入院期間は数日間だった〜を模倣しただけかもしれないが）もしかしたら、「自宅分娩」時代の「里帰り」の家族が持っていた〝繋がり〟と〝安らぎ〟を引き継ぐものとして、肯定的に受け入れられ、「施設分娩」移行時に始まったのではないかと思っている（笠じぃ仮説）。確かにこの期間は間違いなく、わが子とのやり取りに専念でき、「愛着や絆」を培うという意味において、「母と子」の「関係作り」を豊かにしている。ただし、「母乳率」が「母乳育児」「支援」の評価いかんについては未確定だ。

＊一方、私たちが追い続けてきた「母乳率」が「母乳育児率」であると主張できうる唯一の根拠は、期間（入院中や退院時、2週間時、1カ月時など）を限っての「率」を評価することで、その施設の「母乳育児支援」度が明らかになるからである。

などなどがあり、対応を難しくさせている。まずは支援の一般的な経過をたどってみる。

（1）「妊娠中」の取組み：「母乳」と「育児」の〝準備〟支援である

妊娠中の取組みは〝準備〟であり、対象は「おっぱい」と「母親」である。

①妊娠中のおっぱい手当て（母乳育児支援）

i　「おっぱい手当て」、目的は2つ

「乳管開通」：「乳頭」からの「乳汁分泌」があること、乳汁分泌があれば、赤ちゃんのモチベーションが上がるであろう（当院では、37週で「乳頭」の3〜5カ所から乳汁分泌があることが目標、と設定している）。

「適切なおっぱい」：〝適切〟とは、吸着し易い、軟らかさ、長さ、大きさの「乳頭、乳輪」であること。

ii　「おっぱい手当て」で優先すべきは「適切な乳頭・乳輪」である

「吸着し易い＝軟らかさ、大きさ、長さ」とは、「大きい・小さい、長い・短い」は変えられないが、「硬さ→軟らかさ」は手当てで変えられる。「軟らかく」なれば「大きく」ても「長く」ても吸着は可能となる。では「小さい、短い」はどうか、「乳頭・乳首」に留まらず「乳輪」（乳輪の外側に神経末端があり、赤ちゃんの舌による刺激が中枢に達するには、届くよう深く吸わせる＝吸着させる、必要がある）までも対象域に含めれば十分可能となる。もちろん「吸着・吸啜《きゅうせつ》」

とは、赤ちゃんの舌先が乳輪の外側まで届き、舌を巻きつかせ、「乳管洞」に溜まった「乳汁」を引き出すことであるからして、本来の「おっぱい」の「手当て」の範囲とは「乳頭・乳首」に留まらず、「乳輪」までを含むのは当然のことと考えられよう。

時間軸を反対にすれば明らかなように、出産後の短時間（1～2日）で、例えば陥没乳頭（ほどでなくても）を「適切な～吸着、吸啜《きゅうせつ》できる、しやすい」おっぱい（乳頭、乳輪）に仕上げるのを、ママや赤ちゃんに期待するのは、ほとんど不可能である。

生まれたての赤ちゃんにとって、初回や生後間もなくの吸着吸啜《きゅうせつ》での乳汁との出会いは予想外のプレゼントであり、大歓迎されていると感じるのでは、と思って「手当て」しようと声掛けしている。

iii

「おっぱい手当て」は（思っているより）難しい

私たちの手は、直立二足歩行を始めて、あるいは樹上で生活していた時から、目の前にあるものをつかむために進化してきた。口に入れる役割を果たすことがあっても、近距離で自身の一部を自身に向け、押したり、寄せたり、捻ったり、引っ張ったりすること、１日何回も、毎回数分間も、それを乳頭乳輪の手当てとして行うなどとは、多分想定していなかったのではないだろうか。

まして、乳輪部の外側に拇指と示指または中指を置き、指先ではなく指の腹で、自身の胸壁に向かって押し付け、底をすくうように指を合わせる、上下、左右と場所を変えながら、するのだなんて……。

さらに、言うは易し、行うは難しなのは、右の乳頭乳輪の手当てに際して、右利きで、右手を使うと、右手の指先が垂直に入ってしまい、その結果、乳輪内にある乳管を痛めてしまうことになる（いかに難しい作業なのか、自分で試みてみると、よく分かる）。

支援者が妊娠中に、援助者が授乳介助時に、実地に手本を見せたり、搾乳を試みたりは、極めて容易なのだが、母親が自分で自身の乳房に向けて行うのは、かなりかなり難しい。

硬い乳頭の手当は、痛いが、先延ばしする（妊娠月数が進む）と、溜まった乳汁のため、なお一層痛い。

まだまだ先のことと思って妊娠中に取り組まなかった場合、出産後からでは時間的に一層難しい、ほとんど間に合わない。

などなど、しかしどのように難しくても、やるしかない、のである。

もちろん、手当てが出産後に間に合わない時は、その時点から倍速で始めなければならない。幸いなことに、妊娠中に比べ、産後は分泌が徐々に増え、赤ちゃんのモチベーションが上がらなくもない。

②妊娠中の「子育て準備」（母乳育児支援）

i　「母性準備性」を評価する

「母親」になる準備が進み、整っているかどうかを評価する。「おっぱい準備」より「母の子育て準備」が重要なのではないか、と感じている。というのも「子育て」の方が長期間、子ども（の成長）に関わらねばならない。

多くの妊婦は、「お産」～もっとも「お産」については、ほとんどの妊婦は不安を抱えながら、〝なんとかなる〟と意識的にお気楽に考えようとしている～を当面の課題としているが、「おっぱい」や「子育て」は課題としていないか、先～出産後、産んで、わが子の顔を見て、それから考える～の課題と思って、切り離している。出産すれば、直ちに「子育て」「おっぱい」が始まるにもかかわらずに、である。

「少子社会」がこの想定し難さを加速している。成育の過程で、身近に「子育て」や「おっぱい」を、そしてその「てま・ひま」を経験することが極めて少なくなったから、である。ましてや、「家族」の縮小（核家族、一人親）時代の現在、わが親との「やり取り」を体験しないまま、「親」を始めるケースが多くなっている。「ロールモデル」がなければ、「母親」や「父親」のイメージが湧き上がり難いからである。もちろん、親世代からのアドバイスも少ない。

その意味で、「Geno gram」などの「聞き取り」から、「実母」との関係や「小児期逆境体験（ACEs：Adversed Childhood Experiences）」を抽出することが望まれる。「成育歴」評価が「母乳・育児」「支援」にも重要となっている。

ii
「子育て準備」を提示する
「妊娠」すれば、「妊娠中」に「お産」だけでなく、「おっぱい」「子育て」の準備が必要であることを説明し、(難しいことだが)手伝う。
「妊娠中」の「聞き取り(面談)」から、「お産」「おっぱい」「子育て」の課題と解決の〝糸口〟を(可能なら、ともに大変困難なことではあるが)探る。
「お産」と同じく、「おっぱい」「子育て」のいくつかの準備は、妊娠中から取り組む必要がある。楽観的あるいは逃避的にならないよう、個別性、多様性を加味した、寄り添った「関わり」が必要となる。妊娠期間は十分長いとは言えないが短くはない。

iii
「子育て」「支援」を準備する
「子育て」には「支援者」が必要である。
「夫・パートナー」は「当事者」であり、個々の局面の「協力者」であっても「支援者」ではない。できれば、「夫・パートナー」以外の「支援者」を用意すべきである。
「支援者」とは「他者」「第3者」のこと、まして出産直後の「子育て」での「夫・パートナー」の役割は、「主」である「母親」への「副の当事者＝協力者」である。この時期、赤ちゃんに必要な全ては「ママ」が持っている。赤ちゃんは「ママ」を待っている。「パパ」は「ママ」が「わが子」の要求に十分関われるよう、個々の局面で「協力」すべきである。
＊「母親」が「わが子」に関わる、専念する、おっぱいをあげる、子育てする、これは我々

「哺乳動物」の「生物学的当為」である。「子」は「母」との「授乳―哺乳」を通して人生の第一段階の「人間関係」を学ぶ。さらに言えば、「ヒト」は他の「哺乳動物」と異なり、「男性」を「家族＝父」として引き入れる、を選んだ。その結果、次元の異なる第二の、そして二番目の、「人間関係」を知り、違いも知る（それは、わが子のために餌を運ぶ役割、「ATM」ではない別のもの）こととなる。おそらくその違いに意味がある、と考えられる。

「支援者」として、最も適切なのは、経験者＝「実母（ばぁば）」である。しかしながら、わが娘の「子育て」を困難にさせてしまったのもまた「実母」である。場合によって、「実母」との関係を見直し、整備すべきこともある。事実、自身の「孫育て」で修復されていった「娘・母」関係例も数多く見られている。「実母」が不可能なら、身の回りの誰かを、せめて「話を聞いてくれる人」を用意しておくことをお勧めしている。

＊当院では、「1歳ころ」を目途に、その「場＝ホーム」作りを検討している。義母との関係作りが難しいならば、「話の聞き役」として、近所の「（病院の）小母ちゃん」「じぃじ、ばぁば」役割と認められる、を担えるよう取組んでいる（こぅ見えても、「（古参兵の）じぃじ」は、母と娘2世代の戦友なんだ）。

iv　前記①〜②の目的のために、当院では妊娠中に情報収集と気づき、見直しの「機会」と「時間」を設けている

・助産師、看護師との面談（数回〜毎回）
・妊婦健診時の（産科医による）プロファイリング
・月2回の「周産期カンファレンス」、必要時は「地域公的機関」へ

③「赤ちゃん」に対する「妊娠中」の取組み

シンプルである。初期〜中期の定期的なスクリーニングのあとは、正期産の、ほぼ標準体重の、元気な赤ちゃんが、できたら普通分娩で生まれてほしい（産科施設の最も基本的なコンセプト）と願っている。

(2)「出産時」の取組み：（短時間だが）「前半」と「後半」にある

「早期母子接触」（第4条）が前提であり、それに基づいて「応答（授乳）」（第8条）が始まる。この時点から「赤ちゃん」が加わり、「母乳育児」と「支援」が始まる。一般的には「お産」を越えたあとの、「ママ」の「母乳・育児」への取り組み姿勢が問題となる。と同時に「赤ちゃん」の（早期母子接触が可能かどうかの）元気度も問題となるが、意外と見逃されているのが「支援者（施設）」による「赤ちゃん目線での早期母子接触」への支援体制であろう。

①「お産」を経験するとは、想定とはるかに違う、を体験するということ

i
「経験」ではなく「体験」すること
・わが身を以て、初めての痛み、先が見えないを体験する、であった。
・「お産」という「体験」は、間違いなくnegative capabilityとなる。

ii
「赤ちゃん（胎児、わが子）」も（ママ以上を）体験している
・（母と違い）狭いところ（産道）を通る、痛みは知らないが（絶対）痛い。
・予めの知らせがない、一切の準備をしていない。
・いつ終わるか、終わりがあるかどうかも不明。
・「専門家」や「身内」の「助け」や「アドバイス」がない。

iii
「お産」という体験は間違いなく「母・親」に役立つ
・「産みの苦しみ、痛み」は人類の歴史であること。
・これ以上、大変な経験があるかどうかは不明だが、間違いなく大変な経験であることは事実である。
・「体験する」、「乗り越える」で、パートナーより優位性を実感する。
・間違いなく、「この子の母である」を実感する。
・実母（親のありがた味）を知る体験をする。

・お産という、人生で最大、最高を体験できる、こんな幸せはない。

②「母乳」・「育児」・「支援」には

i 「母乳育児」（「10カ条」の第4条）、即ち「早期母子接触」に取り組める「赤ちゃん」、「母親」「お産」であること

・早産児、低出生体重児、帝王切開分娩児などでは、母子分離となる。

・「母子」が一緒でなければ、赤ちゃんに異なる関係を刷り込みimprinting、混乱を生じさせる。

ii 「早期母子接触」によって、「赤ちゃん」は、より早く「おっぱい」にたどり着くことができ、「吸着・吸啜」することができ、「乳汁」を味わうことができる（前半の利点）。

iii 対面カンガルーの取り組み

他でも述べるが（後半の利点）、（当院では）産後の処置を終えた後、それまでのママのお腹お胸上のうつ伏せから、母体の背を90度ほど起こし、母子がトップヘビー（赤ちゃんに、ママの顔が両目と口で逆三角形に見える）で向き合う、対面（STS on face 対面カンガルー（通称））となるように体位変換している（写真②）。

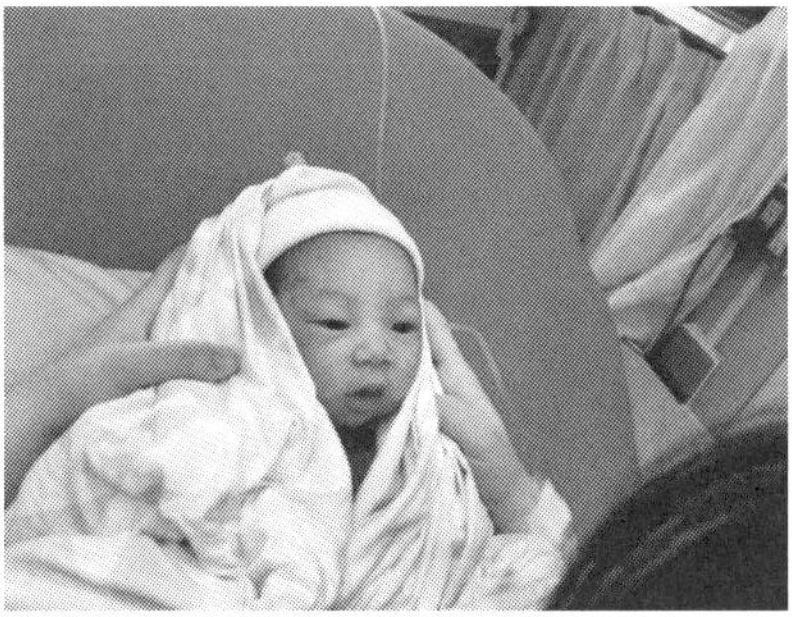

写真②

「対面カンガルー」に先立って、ビデオ「母子のやり取り」の鑑賞をお願いしている。

再掲だが、この「対面カンガルー」に取組むきっかけは、「赤ちゃん」の「注視」に出会ったことである。10年ほど前、産後の処置を終えて、ママやパパにおめでとう、などの挨拶を交わし、その時、何かの気配、赤ちゃんの目線に気づいて、抱かれている「赤ちゃん」にも、おめでとうやおはようや（花ちゃんなどの）名前を呼び掛けた。すると私（産科医）を「注視」してきた。その真剣な眼差しにとても驚いた。その後毎回試み、元気に生まれた子のほとんどが、少々辛かったお産の子の場合でも頑張って私を見ようと試みる。そんなけなげな赤ちゃんたちに出会って気づいたのは、生まれたての赤ちゃんは、「声掛け」を待っている、「声掛け」すべきなのだ、ということだった。

考えてみれば（想像だが）、太古の昔から現在に至るまで、「生まれた赤ちゃん」は「ママ」と出会い、お互いに見つめあう、これはほとんどの母子で、ごく当たり前、普通に行われてきたこと、行われるべきことである。

「母」の身の回りで行われてきた「お産」（自宅出産）が、「施設分娩」となり、「分娩」即の「産湯」となっていた、これをR・リグハットさんの提起で「カンガルーケア」を始める、大切な「出会い」を「母子」に戻すこととなった。「お産、そして産湯」の「行程」に慣れた私たちにとって、それはそれで大変なカルチャーショックであった。だが、話はこれで終わりではなかった。産みたて、生まれたての「母子」に、出会いの大切な行程をまだ取り戻せてはいなかった、のだ。

「対面カンガルー」の取組みは「母子関係作り」に有効、必要、必須であり、「母乳育児」支援としても正当、有用である。それ以上に、産後の母子への基本的な取組みであると考えている（後述、第三章）。

この時点で、「自然出産―フリースタイル出産」と「母乳育児支援」の2つの流れが、「バースコーナー」での「早期母子接触」によって、「母子関係作り」として合流することになった。

③出生時の「母乳育児」についての結論は

第一は「吸着しやすい乳頭・乳輪」かどうか、第二は「乳汁分泌がある」かどうかである。

出生時点の評価での第一位は「乳頭・乳輪」の状態で、適切な吸着での、継続的な吸啜刺激が可能なら、後の乳汁分泌に効果的に働くと考えている。

適切な吸着さえできれば、必ず、乳汁分泌がもたらされる。

吸着できる機会の有無も重要でないわけではないが、いくつものフェイル・セーフ・システム（fail safe system）があることより、無理やり吸わせるなど、強要すべきではない。強制された哺乳は楽しくない、間違ったインプリンティングとなってしまう。

一方「良かれ」や「念のため」を含め、何らかの事情により、この接触の機会を逸し、（その間に）赤ちゃんに誤った情報（ゴム乳首、ママ以外の人）がインプットされ、それが「乳頭混乱」「やり取り混乱」のもととなることも多い。

不確定要素の多い「赤ちゃん」「ママ」に比し、「おっぱい」は「出産」の影響をあまり受けない。

その意味で出生時最初に評価するのは「おっぱい」である。

(3)「入院中」の取組み：日々、変化する

「母子同室」(第7条)は、帰室直後から、が前提である。わが子と向き合うことで「応答授乳、やり取り」(第8条)が可能となる。このような「時」「場」「機会」を設けることが重要と考えている。

今、ここから「母と子」の生活が始まる。

①「入院中」の「母乳育児」は「おっぱい」「赤ちゃん」「ママ」で成り立っている

i「おっぱい—母乳分泌」は日々(日齢、あるいは朝夕で)変化する。

「出生時」の取組みの継続、「おっぱい—乳汁分泌」から入る。

全ての「乳汁分泌」は右肩上がりに増加する。

一般的な(生まれた時間帯にもよるが)乳汁分泌は

→出産時には(妊娠乳はあるも)極少量(計測できないほど)

→日齢0~1「キラ→じわ→プツ→ポタリ(注射器で吸える)」

→日齢2「分泌量(≒直母量)1桁前半→後半」(1桁半ば＝量が見える)

→日齢3「直母のみ(または搾母乳)で2桁(~20cc超)」(体重増加)

→日齢4~5「出生体重に迫る、超える」の経過をたどる

＊「ズキンアザラシの授乳は、わずか4日間で終わり、(中略)4日間で20kgから40kg

に倍増（授乳は卒業）、（中略）いざとなったら、（中略）海に潜る練習（育児も終了）」（参考文献6）、と随分異なっている。

この中で、日齢2での乳汁分泌が評価のキーとなる、厳しいことなのだが（新生児の「胃」はアンズ大、5ccは欲しいところ）。

・「陥没などの乳頭異常」があっても「分泌」に差はない〜かえって多いこともある。「搾母」に頼ることになるが。より安易な「直母」を願うなら、妊娠中の手当てが必要、必須である。「搾乳」には巧拙がある。さらに「搾母乳」哺乳は哺乳ビンでなくても「乳頭混乱」を起こす恐れがある。

・搾乳しなければならない乳頭の多くは硬い、そして例外なく、痛い。

・「搾乳」は意外と難しい。以下にその難しさを挙げる（一部再掲）。

陥没、大きい・小さい、硬い、短い・長い乳頭が出産してから、あるいは出産後の1〜2日中に、数回〜10—20数回の手当てで、簡単に吸いやすくなるはずがない。乳汁分泌があっても、多くの例では吸着吸啜には至っていない。

ママの手指で、乳頭乳輪の手当て〜乳輪の外側に2指を置き、胸壁に向かって、指の先ではなく腹で押し付ける、引き寄せるや、右側の乳頭乳輪に自身の右手で手当するも、さりとて右利きの方が左手で行うのも〜は難しい。

特に手当の必要な陥没や硬い、痛い乳頭乳輪の場合、より難しく、「やっておいてね！」では、実施されていないことも多く、出産後初めの頃、何回かはスタッフの手伝いを必要とすることも多くなる。

「直母」か「搾母」か、一定程度早い段階での方針決定が必要である。経験的に言って、（残念ながら、急がば回れ、なのだが）「乳頭」に課題がある場合は、「搾母乳」メインが分かりやすい、取り組みやすい、混乱しない。ただし、「搾母乳」メインは、「児体重増加」という側面では正当性があるように見えるが、必ず「直母」に戻す取り組みが必要となる。このことを考えれば、たえず「直母」に戻す試みは続けるべきであろう。意外と上手に吸着吸啜する赤ちゃんに出会うのはまれではない。

硬い、短い（短乳頭）を、何とか、1～2日で吸着できる乳頭に仕上げても、lactogenesis2で乳緊（乳房緊満）が生じて、再び吸着できなくなったこともあった（付け焼刃ではダメ、やはり妊娠中からの準備が必要ということであるのだが……）。

乳汁を「搾ることができる」「搾るが見える、量がでる」という意味では、妊娠中の「おっぱい、乳頭乳輪の手当」より、出産後は数値が計測できるという意味で、モチベーションが上がるとも言える。「母乳育児」という意味よりやや「母乳栄養」的ではあるが、そう数値が目標となってしまう恐れもあるが、でも数値も必要と言えば必要ですね！

ただ「搾乳」での「母乳育児」は、一時異なる道～搾った母乳をスプーンやカップ、哺乳瓶であげる、その後機会を見て直母に戻す～を歩むため、次善の選択肢（いつか、直母に戻す手伝いが必要となる）であるが、選択し進まざるを得ないことも少なくない。

ii

「赤ちゃん」における差には、出生時の負荷による「身体的」なものが主要な要因で、性格、行動などの個別的な差は少ない（と考えよう）。

その意味で「お産・出生」の要因は重要である。ママ以上に赤ちゃんにとって、負担、負荷のかからない、安らか、穏やかなお誕生であることを願いたいが、全てのお産がそのようにはならない（誠に申し訳ないのだが）。

健やかな「授乳哺乳」「母子関係」のスタートがかなわない時には、そのマイナス面を補って余りあるほどの機会を設ける（授乳回数を多くする、授乳を手伝う）べきである。というのは（繰り返しとなるが、その多くは）「母子分離」されている間に、さまざまな、ママや赤ちゃんに〝良かれ〟と思われる関わりが提供されていて、そのほとんどは「母乳育児」と「母子関係作り」にはマイナスに働くにもかかわらず、である。

出生児の評価で、「母乳育児」に関係する赤ちゃん側の因子に「血糖値」がある。臍帯血での低血糖は通常見られないが、高血糖は仮死の程度を表している、そしてこの高血糖は新生児のインスリン分泌を促し、生後1―2時間での低血糖を引き起こすので、注意の必要性が生じてくる。まれではあるが、「先天性高インスリン血症」例もあり、チェックが必要で、当院では生後24時間で血糖値を測定している。

この意味で、全ての赤ちゃんは大なり小なり「お産」の影響を受けている、無関係ではない。

「赤ちゃん」にはタイプや個性があるが、通常は見えていない。俗に「男の子―女の子」「元気な子─おとなしい子」「よく泣く子─静かな子」「上手な子─下手な子」があり、経過と結果が違ってくると言われているが、これは結果論であり、出生直後に明らかであることはほとんどない、関わって、その〝違い〟を知るしかない。

どのような「子─赤ちゃん」でも「母親・ママ」の「関わり」で「やり取り」は熟達していく、右肩上がりである。このことは信じよう、信じるしかない、そして、どのような課題があろうと、わが子なのだ。

「赤ちゃん」（「6つの意識状態」クラウス（参考文献6）を知ることも重要である。

「眠っている」、「起きている」、それとも「朦朧としている」。

起きているなら、「静かにしている」、「目が好奇心で輝いている」、

それとも（どうしようか、）「泣いている」。

眠っているなら、「周りがうるさくても爆睡している」、

それとも「目玉が動いている」。

「赤ちゃん」から「早めの空腹のサイン」が出される。一般的には「おっぱい」は「泣いて、おっぱい」から始まると、「泣いている」は「おっぱい」が欲しいと、さらに「泣いていない」「眠っている」は「空腹でない」と、理解されているが、この中にはいくつもの誤りがある。「始まり」の頃の「泣いておっぱい」は、「ママ」の行動様式としては正しいが、この時点の「泣いて」は「空腹」を意味していない（後述）。「泣き」以外の「おっぱいサイン」があ

る、それを「早めの空腹のサイン（注）」という。「早めの空腹のサイン」が定着し、「安定期」となると「泣いておっぱい」は消失する。だから「夜、空腹、でも泣かない」で、起きてママを「呼んで、待っている」こともある、など（第三章で、詳しく述べる）。

・「初期」：「おっぱいを吸うように口を動かす、チュバチュバする」
「手を口に持ってくる、時に指、手を吸う」
「口を開け、突出し、首を振り、おっぱいを探す」
・「中期」：「まるで目で合図を送るように、素早く目を動かす」
「口や舌で、おっぱいを吸う時のような音をたてる」
・「後期」：「口を開け、顎を上げ、おっぱいを待つ」
「抱かれると、おっぱいの方を向く」
・「安定期」：「〝クー〟とか〝ハー〟とかいうような柔らかい声を出す」
「〝あう〟と声を出して母を呼ぶ、泣かずに待てる」
・「遅めの空腹のサイン」：「むずかる、不機嫌になる、泣く」

「母乳育児」を総体的に見て、「ママ—赤ちゃん」間の「おっぱいサイン」などの「やり取

（注）「早めの空腹のサイン」（発現順に分類。初期は原始反射　笠じぃ仮説）

り」ができるかどうかの要素の、第1位は「施設の方針」、第2位は「母親（成育歴など）」であり、「赤ちゃん」の要因は意外と少ない（経験に基づく印象ではあるが）。

＊より厳密にいえば、赤ちゃんには個人差がある（既述）。さらに疾患レベルの問題もあるかもしれない。そうだからと言ってもどうしようもない。母と子の全てが始まってしまった。私の子はこの子、そしてあなたの母は私、申し訳ないけれど、進むしかない、のである。

＊赤ちゃんの「個体差」、例えば「出生の影響」「スキルの違い」「その他サインの表わし方」、いずれにしても「ママ」のスキル（気づき、関わり）にかかっていて、ママの応援（実のところは）が必要だ。

iii

「ママ・母親」の個人差は、三者の中で最も大きい

「ママ」が「母親」と育っていくには個人差が大きく、（長期的な支援があれば肯定的に働く、のであるが）右肩上がりではない。わが子と過ごす中（特に赤ちゃんの泣き顔）で、さまざまな自身の「思い出」がよみがえり、関係作りやおっぱい分泌に影響し、停滞、中断する。

それでも負けずに繰り返し授乳すれば（ひたすら抱っこ、ひたすらおっぱい）、乳汁分泌が増え、赤ちゃんの寝顔や笑顔に出会うことができる。「母親」となる「ママ」はそのような「癒し」で救われることも数多くある。そう、その時の「ママ」には「援助者」の「あと一歩」の励まし（＊）がとても、重要なのである。

＊「あと一歩」が意外と難しい。「朝一カンファレンス」で話題となるのがこれである。何が、彼女の乳汁分泌を妨げているのか、吸着やタイミングなどの授乳技術や、赤ちゃんの状態などのチェックでは明らかにならないもの、それは何なのか。乳汁分泌を、それをもたらすlactogenesis2への、そのロックを解除するキーは何か。多分まだ打ち明けていない、（あるいは本人も気づいていない）埋められている、メンタル的な何か、それは一体何なのだろうか？

＊「ママ」になるための最高のプレゼントは、赤ちゃんの「微笑み」、ママに向かって見せる「微笑み」である。激しい「泣き」を越えて見せる一瞬の寝顔や微笑みが、ロックを外すこともある。援助者の役割は、「微笑み」に出会うまでの道を伴走すること、寄り添うことである。

iv

「母」支援の重要性

このように、「母乳育児」を構成する三者で、最も細やか・濃やかな支援を必要とするのは「母親」なのである。援助者の関わり、「寄り添う」ということは、刻々と移り変わる、ママの思い、心に付き合うことである、問題の「何か」が見えなくていい、１００％理解できなくてもいい、本人が整理するに要するときを共に過ごすことでいい、ということである。

②「入院中」の「母乳育児支援」のキーポイントは

私たちも哺乳動物であり、基本、母乳を飲み、成長する。

＊腸管粘膜への、免疫物質のコーティングのためにも、人工乳補足前の母乳（初乳）摂取が望まれる。

「ヒト」の「おっぱい」は、「赤ちゃん」のために、出生時に必要量が用意されていない。誠に不思議なことなのであるが、他の哺乳類と異なり、進化の頂点に立ったと見做されている私たち「ヒト」のおっぱいは生まれたときにはあまり分泌していない。翌日（日齢1）に体重増加した赤ちゃんは見ない。

＊海の哺乳類である「ズキンアザラシ」は20ｋｇで生まれ、4日間で40ｋｇに達し、母乳育児と子育てを終えるとのことである（既述）。

＊実は過去1例あった。確かにその方のおっぱい分泌はよかった。が、後ほど他に体重計測を混乱（させた）例（赤ちゃんの足がはみ出て、壁に当たっていた）があり、この例もその疑いがあるが、再度確かめることができないので、今では幻である。

「児体重増加」をもたらす「母乳分泌」に到達するには一定のエクササイズとストレスが必要である。それは何なのか、何のために「進化」という「神」は「母子」にそのような試練を与えたのか、「進化」にはその試練が必要なのか、それは「母」にも「子」にも必要なのだろうかと、悩むところではあるが、いずれにしても仕方がない、これが事実であり、現実である。

＊ということで、出生直後、早い段階での「乳汁分泌量」を確保する、これが母親の、援助

者の日常（始まり、日々）の役目（母乳分泌にネガティブな影響を与えている要因の解除を含めて）ということになる。

キーとなるポイントは、生まれて24時間……データ的には日齢2の「乳汁分泌量」「児体重」〜おっぱいがどれだけ出て、飲めて、体重の増減はどうか〜であるが、これは結果（評価ポイント）であって、取り組みのキーポイントはその前段階にある。生まれて24時間か、厳しい場合は、前段階の日齢1で評価し、予測する。三要素のいずれに課題があるのか、どこを強化しなければならないか、を見出すことが「母乳育児支援」ではとても重要である。

・入院中前期（0—2日）の重要ポイントは、乳汁分泌の有無、多少である。
・生まれて24時間で、最も支援を必要とする三要素中の課題を絞り、援助を始めること。
・「母乳育児支援」の取組み中、生まれて24時間での評価が医学的に必要なのは、乳汁分泌以外には、血糖値である。ごくまれなのだが、先天性高インスリン血症例による低血糖例を発見しなければならない。

＊特別な例でなくても、この時点での低血糖（40／45mg／dl未満〜施設による）は少なくとも「糖水補足」とそのフォローが必要となる。
＊この時点のポイントは「低血糖」を防ぐことであって、「低栄養」を防ぐことではない。「血糖値」を上げればいい、多くは自然に上がる。もちろん「補足」しないことにこだわる必要はないし、母乳率にこだわる必要もない。
＊ただし、安易な補足は「乳頭混乱」を引き起こす恐れがある。

「母乳育児支援」で本当に大切なのは、24時間での血糖値以外の指標、「乳汁分泌、おっぱいの熱感、乳頭乳輪の状態」「児体重、赤ちゃんの泣き」「母の泣きへの対応、授乳（吸着）・哺乳（吸啜）＝抱き方・含ませ方、やり取り」の評価である。これらの中の、特に「ママ」関連項目がこの後の母乳育児に影響する。

続いて最も分かりやすいポイントは、日齢2の「児体重―減少」である（もっとも、この段階で分かったのではやや遅いのではあるが）。体重減少の程度や母乳分泌量によっては、補足を、それも人工乳補足を考慮しなければならなくなる。その意味で、生まれて24時間の評価（体重減少など）に神経質にならざるを得ない。最も知りたい「体重減少」は「最低体重減少（率、日）」であるが、厳密なデータは難しく、日齢2の体重減少を代用する。

＊日齢2には、計測できる乳汁分泌量は是非、確保したいところだ（5ccを超えればよしとしよう）。

＊当院のここ10数年の「補足率」は30％前後、「最低体重減少率」は6％台後半、「最低体重日」は2・4日前後である。

続けてキーとなる日齢を挙げるとすれば、それは退院時（またはその前日、当院では日齢4）である。一定程度（出生体重近くへ）の体重増加や増加傾向と「母乳育児」と「子育て」の「やり取り」の成熟度であろう。いくつかの不足、不十分に対しては「（入院）延長」や「退院後フォロー（中には出戻り例もある）」を提案している。

三要素の中で、最も難しいキーとなる要素は「ママ」である。

なぜ、「ママ」が一番難しいか。それは「おっぱい」「赤ちゃん」に比べ、それまでの「人生」という圧倒的に膨大な質と量と時間を抱えているからである。

課題があるとすれば、その多くは「成育歴～実母との関係」で生じ、年余にわたり積み重なってきた問題（中にはわが子を産んで初めて自身で気づく例も見かける）である。このような例、「ママ」がカミングアウトするとは限らないし、もちろん、今さら答えが出ないと思っている課題（＝「トラウマ」とはそのようなもの）は表明しない。

いずれであろうと、表わさなくても、分からなくても、援助者は寄り添うことができる。「ママ」の「心理的な課題」による「おっぱい分泌」不良は解決まで時間がかかるが、秘めている課題が何であれ、援助の名目は何であれ、「おっぱい～乳頭・乳輪」への「吸着・吸啜」援助として関わることが、その長さ、難しさに根負けしないことが、必要であるということだ。「寄り添う」ことが答えである、ということだ。

・数十年の経験で明らかなことは、乳汁分泌不全の主な原因はメンタル的な課題であり、そしてそれへの答えは援助者との「（やさしい援助による）関係性」であり、その波及効果としての「赤ちゃん―わが子」との「関係作り」である。スムーズな「吸着・吸啜」による「おっぱい育児」の進展によって「ママ」の課題や不安も（自身で自力で）超えられるかもしれない。そのためにも妊娠中からの取組み（＝おっぱい手当て）が望まれるのだ。

一言、付け加えるとするなら、「母乳・育児」「支援」は、生まれて1週間であろうと、1年間であろうと、栄養面、免疫面という短期的な恩恵と、全ての「母と子」の「関係作り」という長期的な恩恵とを目標としている。

十分とは言えないが、産後入院日数が2〜3日の諸外国に比し、わが国では数日間の入院期間があるのが一般的である。この時間（＝日数）が「母子関係」を築くための（十分とは言えないが）必要な、大切な時間となっている。これからの人生で、唯一というか、この貴重な時間を「二人のための至福の時」としてじっくりと味わっている方も時々見かける。退院後の「家族」や、「地域」との「関係作り」や「関係性」が低下しているこの時代、出産施設や入院期間を有効に活用したいものである。出産後、わが子と過ごす「穏やかな時間」、これがわが国の細やかで、濃やかな人間関係の、文化の土壌となっているのではないかと思っている。母子の日々に寄り添い続けることこそが答えかもしれない。

③「日々」の「カンファレンス」が重要となる

i　カンファレンスの歴史

私たちの施設では「カンファレンス（朝一カンファレンスと名付けている）」は「補足の」→「授乳の」→「子育ての」の歴史をたどっている。これは私たちの施設の「母乳育児」「支援」の歴史を物語っている。

・「補足のカンファ」の時代：「体重減少」や「乳汁分泌不足」への対策として、「人工乳」ではなく（〜足したくない、母乳率が低下する）「頻回授乳」や「白湯や糖水」補足で乗り越える、叱咤激励型の「母乳育児支援」であった。母親たちから、あの「合宿」と懐かしがられた。

・「授乳のカンファ」の時代：「適切なラッチオン」「正しいポジショニング」を目指した、〝適切〟や〝正しい〟という言葉が示すように、ある意味で「実証主義」「成果主義」の「母乳育児」「支援」であり、「入院中」のおっぱい（母乳率、搾母量）、赤ちゃん（問題となる〜血糖値、児体重）、ママ（授乳回数、チェックポイント）を数値で捉えていた時代であった。たとえば、右肩上がりの経済成長が前提のような戦略で、この後の「失われた30年」の現実と、この時期の後半に増加した、困難な家族関係を抱える「母子」の増加などで、この方針は粉砕され、後退していった。

・「子育てのカンファ」の時代：〝個別性〟や〝多様性〟を大切にした「母子関係作り」を基準にしている。「Geno gram」が話題となることが多い、個々の家族・家庭でどのような「関係」が（ベストというより）ベターであるかが討論の基軸である。「お産」に続く、〝想像を絶する〟「子育て」に〝立ち往生〟やギブアップ目前の母親たちに向かって、「答え」が出ない、「経過観察」しかないことも多い。もちろん「母子」の「関係作り」には「母乳育児」は有用なツールである。手放さないよう願いつつ、関わりを続けている。現在進行形である。

ii

日々の「朝一カンファレンス」で、最も重要視されているポイントは、

・「母乳育児」が進まない要因は何か。

・その要因で「赤ちゃん」に関するものは何か、対策は？

・「おっぱい」の課題は何か、対策は？
・「乳汁分泌」量は標準的か、「吸着・吸啜」はどうか。
・「ママ」から現れた課題は何か、どのように係わるか、その係わりは「ママ」に寄り添うものとなっているか。
・その「母乳育児」は想定された行程を進んでいるか。
・その「母乳育児支援」は「母子関係作り」の方向に進んでいるか。

iii「カンファレンス」を個人史で追うと
・「始まり」の課題：乳汁分泌―児体重（減少）の評価。
・「終わり」の課題：「母子関係」「作り」の評価である。

iv「朝一カンファレンス」「授乳援助」で評価する、個々の項目

生後日齢の早い時期（0～2）では、「乳汁」の流れ～「乳汁分泌量」→「哺乳（直母）量」→「児体重」～を見る。その基本となる、乳頭・乳輪のチェック、左右差を見る、ママの「抱き方、含ませ方」や吸着（深く含ませているか）を見る、フットボール（逆）抱きは、授乳感覚は、夜間は、を見る。さらに、赤ちゃんの吸い方、「深いか浅いか、先吸いか、引っ張り飲み、ぶら下がり飲みか」などを見る。

日齢（3～5）や乳汁分泌が進むと、授乳のタイミング＝「早めの空腹のサイン」で授乳し

ているかどうか、それは「初期のサイン」か、「やり取り」となっているか、そしてママの「わが子」や「おっぱい」への係わりを見る。経過が、標準的な行程（分泌、児体重、回数、タイミング、やり取り）上にあるかどうかを見る。

授乳介助、援助を通して、「おっぱい」以外の課題はないか。例えば、家族や、メンタル面など、何かあれば、退院時、退院後に向け、課題となる「成育歴」「Geno gram」の解決策を探る。

④「退院時」に注意すること

i 「母子」の「母乳育児」「母子関係」を評価（フォローの必要性の有無）する。

・（退院後の）課題は何か：「母乳分泌（搾母、直母など）」「赤ちゃん（体重、黄疸など）」「母親の育児力（やり取り、家族など）」

ii 「母子関係アンケート」：「母子関係作り」の「行程」の達成度を評価する。

iii 「2週間健診」までの「フォロー日」を決める。

⑤「周産期カンファレンス」

「妊娠期」から「子育て期」への継続的なお手伝い・支援（切れ目のない支援）を願って、当院の産科小児科施設という特性を生かすために始めた。

i　骨組み

・開催：月に2回

・参加者：産科医、小児科医、産科担当助産師、病棟師長、小児科看護師

・対象：「特定妊婦／要養育支援」「精神疾患既往・服薬中、若年妊婦、シングルマザー、再婚家庭、成育歴、家族歴、パートナー、外国籍他」

・進行：各（産科→病棟→小児科）部門より提示

ii　見えてきたこと

・総じて「成育歴」に課題を抱えるケースが多い、ロールモデルがない、友人が少ない、マッチングアプリ婚、そして支援者がいない

・本人：増加する個別的な課題（若年、シングル、メンタル面、再婚、被虐待歴、自身の育児歴）

・家族歴：（双方の）親世代の課題（離婚、再婚、シングル、メンタル）

・パートナーの問題：精神疾患既往、経済面、依存症（薬物、ギャンブル）

（4）「退院後」：「母」は、「母と子」は別世界へ出発する

①母乳育児の継続

まず、退院後も母乳育児が継続できているかである。例えば「授乳の技術面（授乳間隔、回数、吸着などの技術）の評価、おっぱい生活の定着や、母親本人の社会活動との調整」など。次に母親の子育て環境（援助者・応援団の有無）を知ること、例えば「退院後はどこで、いつまでいるのか」や「夫・

パートナーの勤務時間・育休、育児・家事行動、タイプ・性格」や「子育て支援者〜大以外の実母・実家や義理の親、姉妹、地域〜有無」や「初めてか上の子〜人数、何人目、どのような子〜は」や「自宅の周辺、友人・仲間」などである。さらに「母子関係」作りの進展の程度、例えば「ネガティブな表情、発言がないか」「様々なやり取りが続けられているか」「入院中、退院時に達成できたと感じた、思えた言葉、表情、想いなどのやり取りがポジティブに上書き保存されているか」である。

＊新たな体験は、前の経験とその存在をnegativeに保存する傾向あり。

②フォロー・システム（当院例を列記するにとどめる）

産後母子支援の柱は、母子健診（産科、小児科）「フォロー、2週間、1カ月、2カ月」と乳児健診（小児科）「6カ月、後期」である。育児期早期にはいくつかのチェックプログラムを用意している。例えば「母乳率チェック〜入院中、退院時、2週間、1カ月、2カ月（図⑤）〜」「子育てアンケート〜2週間、2カ月〜」「EPDSエジンバラ産後鬱病スコア〜2週間、1カ月、2カ月〜」「母子関係アンケート〜退院時、1カ月時〜」「ワクチン（小児科）：2カ月〜」である。

各時期でさまざまな項目で再チェックが必要とすれば、フォローとなるが、「母乳育児支援」が必要な例は生後3〜6カ月、「周産期カンファレンス―対象」例は1歳頃まで、関係を継続する。

他に「アフターヨガ、ベビーマッサージ」「離乳食クラス」、いくつかの育児サークルや「ママ友」の会や、他院出産者向けの「産後ケア」例も増えている。

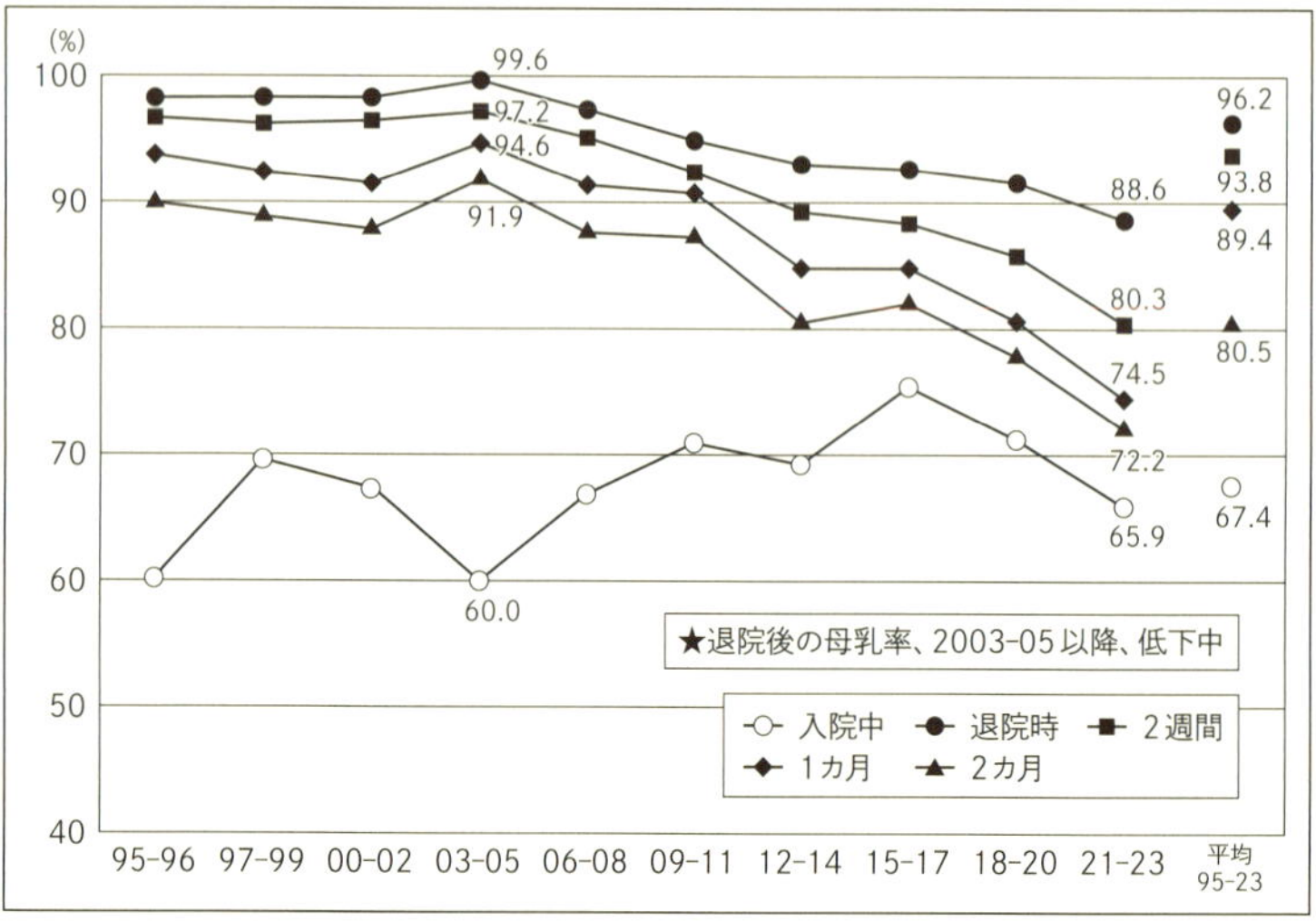

図⑤「母乳率（3年間・3年毎）」（当院のデータ）

・「母乳率」は、3年毎（3年間の平均値）で表している
（この方式は、「赤ちゃんにやさしい病院」のクリーニングに基づいている）
・自施設の（退院時〜2カ月）「母乳率」、この18年間、徐々にそして着々と低下している
・「母乳率」の低下、コロナの影響か、「この3年間」が目立っている
・10年前は“できるだけ”が95%、5年前は“できたら、でたら”が85%、今は“混合希望”も

③「退院後」には

i 「母乳育児」：「母乳育児」自立への山場は、退院後の数日間である。

（スタッフの）援助のない夜（2〜4晩）を乗り越えられたら、合格だ！

ii 「母子関係」：「関係作り」を「母子関係」から始める。

「関係作り」の喜びを「母子」双方に体得を目指す。「関係作り」の面白さを知った赤ちゃんは、次のステップ「父子関係」に広げていく。

iii 「支援体制」：

「実家・実母」があれ

ば最高だ。「おっぱい」に集中できる。

家事、炊事や片付け、掃除や洗濯をお願いできる、少々の〝口うるささ〟は気に掛けてくれている証拠だ、ありがたく思って我慢する。

自宅に戻っての「産後間もなく」の子育ては、「夫・パートナー」に「実母」役割をお願いする。子育ての「（第2の）当事者」や「協力者」役割としての「夫・パートリー」は「あなた」と「赤ちゃん」の「関係作り」に自信ができ、「あなた」が「母親役割」に慣れ、少し余裕ができ、少し「家事」もできるようになったら、少しずつ任せてみよう、とアドバイスする。

Ⅱ　わが国では、「出産施設」が「子育て支援」する・できる

（1）「数日〜1週間」の「入院期間」

諸外国と比べ、わが国の産後の入院期間は長い、かなり長い、明らかに。この「長さ」が決まったのは、わが国に「施設分娩」が広がった頃だから、1960年代半ばであろう。「自宅出産」時代の「里帰り」で味わう「実家」の安らぎを模倣する意図があったかもしれない（＊①）。その安らぎに繋がる「産後の休息」のため、という説もあるが、その時の経緯はよく分からないが、（多分？）単に米国を模倣した（経腟分娩の、その当時の米国の入院期間は数日間と長かった、現在は1泊2日）だけかも

しれない。

そうだとすると、米国の入院期間が短縮していった、1980年代（クラウスによると、1990年代になると、入院期間が24時間ないし48時間と短縮され……とある）でなぜ日本は短縮しなかったのだろうか。これは想像に過ぎないが、この長めの入院期間にこの時代の母親たちや援助者が肯定的であったためではないだろうか（＊②）。

いずれにしてもこの長めの入院期間は、母親にとって、退院後の子育てを考えれば、まだまだ圧倒的に短い。施設の援助者にとっても圧倒的に短い、不十分であった（クラウスは、母子や家族の関係作りのために「出生直後の数分間、数時間」や「生後数日間、数週間」という期間の重要性を述べている）。

確かにそうであろう、そうであったとしても、一方この長さは、肯定的ではあるのだが、新たな課題をもたらすことになる。この期間に一定の「育児技術」の習得という課題である。その課題は「母乳育児支援」という時代の流れの中で、わが国では「母乳育児」という「子育て」様式に進み、それが入院中にとか、退院時には、などの到達目標と設定されることとなっていった。「長めの入院期間」が母と医療者にもたらす長所と短所となった。

「母乳育児」でいうならば、「母乳育児率」の達成であり、その目標への負荷である。評価項目としての「入院中、退院時の母乳率」というチェック項目が求められるようになった。「始まり〜終わり」という一定の期間があれば、その結果が問われるのは当然と言えば当然だ。その意味で米国流の1泊2日では、乳汁分泌も、母乳育児も、母乳育児支援も始まったばかり、評価の対象にはならないのである。

＊①②わが国には、「里帰り出産（帰省分娩）」という習慣（産習俗？）がある。産前産後の時間（2〜3カ月）を実家で過ごす。お産に対する体と心、身の回りの準備を先達である母親と一緒に、自身に起きたことや聞いていなかった思い出を交え、振り返りながら過ごし、お産を手伝ってもらい、生まれてきた子と母となった娘の育てを見守ってもらう、そのような実家と実母、習わしが今も受け継がれている。1カ月過ぎのお宮参りを終えて、自宅に戻る、ゆったりとした時間（とき）がある。そうした長い時間に比べようもないが、役割を果たすものとして産後の入院期間が用意されたのかもしれない（そう思うと、優しさ、温かさが感じ取れ、嬉しくなる）。

ただ、近年ますます〝か細く〟なった母子周囲の育児支援に対し、この「長めの入院期間」で、少しでも補完的役割を果たすことができないかと願っている。

（2）「妊娠中」から「退院後」への「係わり」を担う

府県や地域によってその比率は異なるが、「オープン」や「セミ・オープン」という新しいシステムが、2000年代半ばから取り入られてきた。地域の（周産期センターなどの）大きい病院と小さな産科医療施設との棲み分け、役割分担が当初の目的であったのであろうが、実際的には産科医療の集約化、重点化という、医療的側面による、一方向的な役割配置となっていっている。

そういった変化が起こりつつも、「お産は妊婦健診した施設で」、という従来のシステムはそれなりに持続している。妊婦健診という1年近くの関わりが、そしてお産という痛みとの戦いが、子育という試練が、母および家族と地域の援助者間に、それを共有した戦友のような、独特の絆、近しい関係を作りあげている。振り返ってみれば、妊婦健診でも、その長さと回数の間に、さまざまな言葉、表情、気持ちのやり取り、交流、コミュニケーションがもたれている。

特に援助者の限られた開業産科では人間関係の見える化が図られ、地域で2世代以上にわたりお産や子育てのお世話をするという、より「関係」が深まる、深まりやすい構造になっている。

思うに、開業産科は高々数十年の歴史に過ぎないが、その誕生の歴史から見ても、わが国の「産婆」を原点とした「産習俗」の一端を引き継ぎ、かつ産科医療の技術、発展も取り入れて、お産と子育て支援の日本文化の一翼を担うようになっているのかもしれない。

Ⅲ 「母乳育児支援」の記録から見えること

(以下の「グラフ」と「コメント」をご参照下さい)

● 「母乳率」入院中、退院時、2週間、1カ月、2カ月 (P124 図⑤参照)

(3年毎、3年間の平均値、「赤ちゃんにやさしい病院」のクリーニングに基づく)

・自施設の(退院時〜2カ月)「母乳率」はこの18年間、徐々に低下。

・「母乳率」の低下はコロナの影響か、「この3年間」が目立っている。

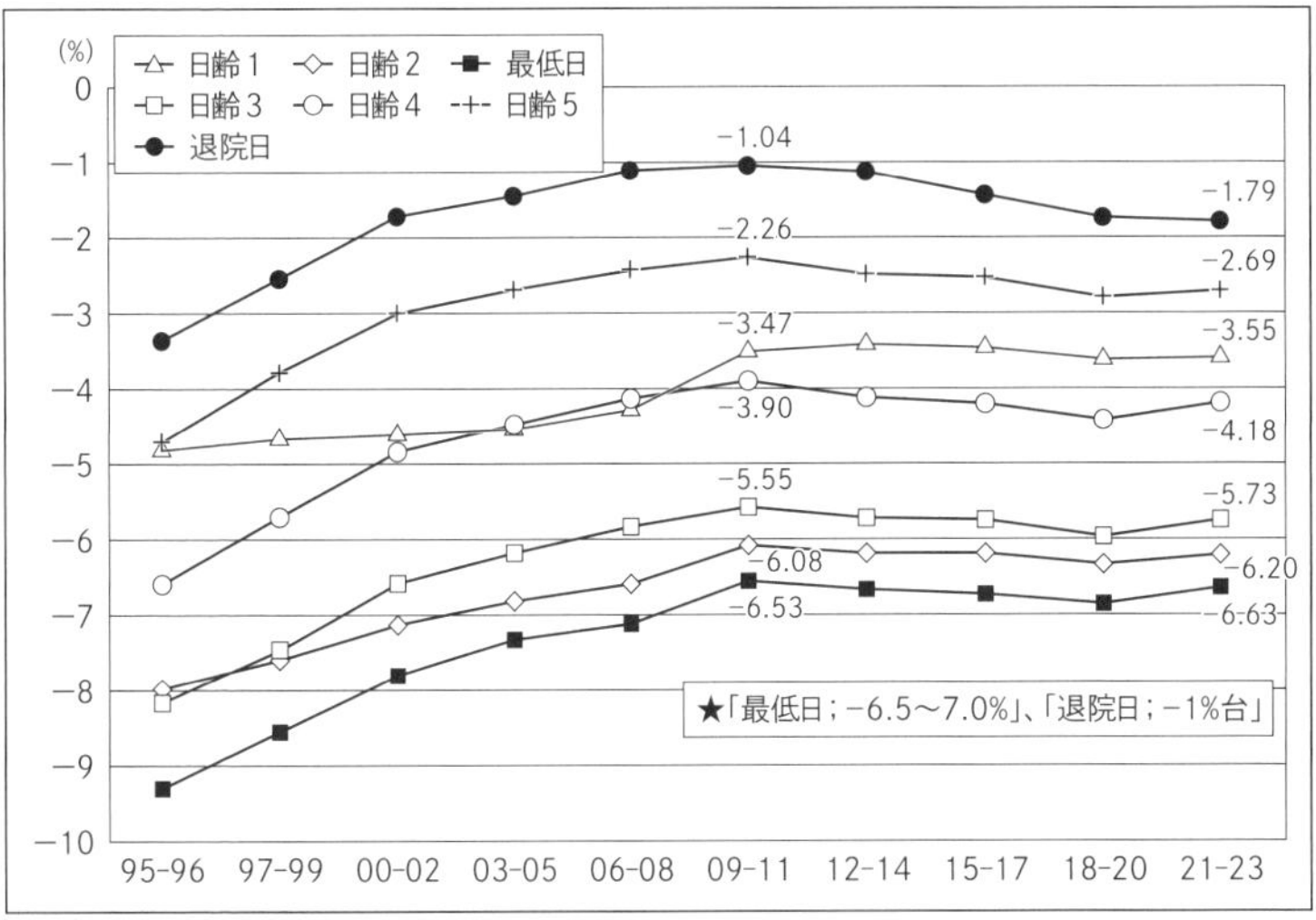

図⑥「入院中の児体重」(当院のデータ)

・「赤ちゃんにやさしい病院」認定頃に比し、入院中の体重減少は少なくなり、退院時の回復も悪くない

・「赤ちゃん」に負担を掛けない「母乳育児」でありたいが、一方「人工乳補足」傾向の側面もあり

● 「(入院中の)体重減少増加率」(図⑥)

・「赤ちゃんにやさしい病院」認定頃に比し、入院中の体重減少は少なくなり、退院時の回復も悪くない。

・「赤ちゃん」に負担を掛けない「母乳育児」でありたいが、一方「人工乳補足」増加傾向の側面もある。

補　「母乳育児支援」から見える日本の「子育て」、今の到達点（笠じぃ仮説）

「乳児」はかつて、「子ども」ではなかった。

江戸時代まで、多くの子どもたちは1歳までに亡くなった。だから家族や地域人口の対象では考えられていなかったとのこと。

だからではないが、その意味でもないが、今でも（2人目が生まれた時）「どうせ赤ちゃんは何も分かっていない。上の子の世話をした方がいい」と、周りの人は、知った顔で言う、今でもまだまだ「人権」は認められていない。

赤ちゃん、〝泣くのは仕事〟と言われている。そんなことはない。〝泣く〟だけでなく、〝乳を飲む〟や〝眠る〟のも仕事。でもやはり、その程度にしか見られていない。

だけど、「生まれる（誕生の）時、とても大変な思いをしたような……」「生まれた世界にどんなに驚いたか、心細かったか」「生まれてママにあった時、声掛けを受けた時、どんなに心強かったか」。そう「私、私だけ」が赤ちゃんの想いを知っている、分かっているよ、とママは心密かに思っている。

ところで、「泣く、乳を飲む、眠るが赤ちゃんの仕事」は大きな間違い。確かに〝大きく〟ならねば困るが、「発育や成長」とは体重や身長だけのことか、赤ちゃんは他に「発育、成長」していないのか。赤ちゃんは、身体と心のさまざまなところで「発育、成長」している、ママとのやり取りを通して。そして人を、関係を、世界を、感じ、知り、学びとっているのだと思う。

それは生まれたその時から始まっている、と思う。ある日突然ママが分かり、世界と繋がるなんてことはある筈がない、少しずつ進んでいる、進んでいくのだ。でも大人は認めてくれない、科学者も証明されていない、と言う。

こうしてみると、「赤ちゃん、わが子」のことを分かっているのは、「ママ」だけかもしれない。「ママ」だけが、「赤ちゃん」に思いがあることを、「赤ちゃん」からサインが送られてくることを、知っているのかもしれない。「ママ」にとって、「赤ちゃん」にとって、望んでいるのは、分かってくれなくていい、やり取りを見守ってくれるだけでいい、ということだ。誰も私と赤ちゃんのスペシャルな関係を理解してくれなくていいのだ、私だけが分かっていればいいのだ、と「ママ」は思う。

生まれたての「赤ちゃん」のことに目が向けられたのは〝最近、この50年〟のこと、この面では、考え方によっては、〝伸びしろ〟がある。

Ⅳ 「母乳育児支援」の低迷で、「子育ての現実」を考える

（1）「母乳育児支援」が低迷している

「母乳率」の低下（自施設、全国）という事実がある。「赤ちゃんにやさしい病院（ＢＦＨ）」の減少、

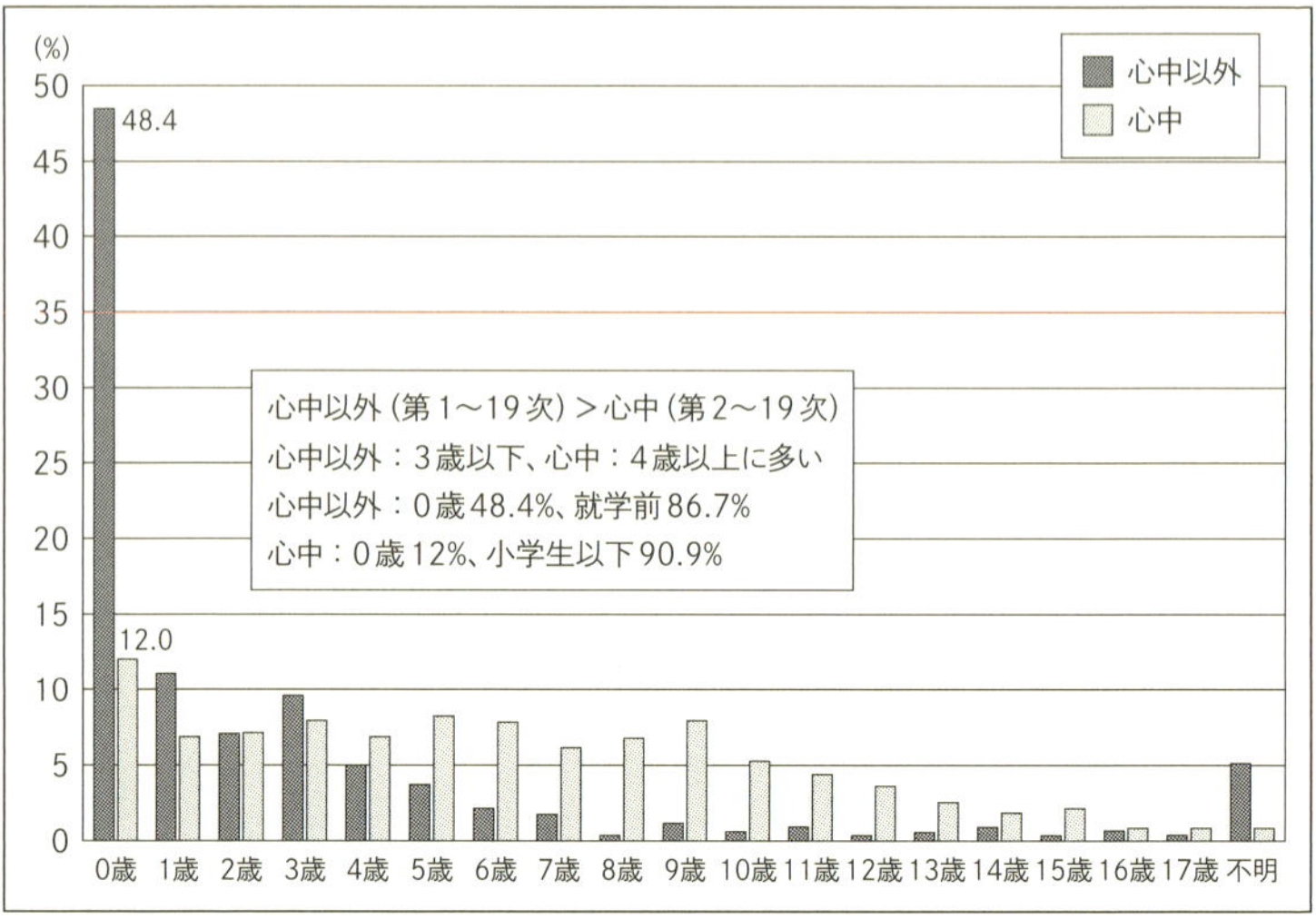

図⑦ 虐待死（心中以外・心中）の年齢割合（「こども虐待による死亡事例等の検証結果等について」（こども家庭審議会児童虐待防止対策部会児童虐待等要保護事例の検証に関する専門医委員会第19次報告　令和5年9月）より）

・「虐待死」数、「心中以外」は「心中」より多いが、「4歳以上」では「心中」が多い
・「心中以外」の「虐待死」、「0歳」が50％近くを占める、就学前が90％弱
・「心中」による「虐待死」、「0歳」は10％強、小学生までが90％強
・「0歳」への「心中以外」の「虐待死」が極めて多く、「心中」も「0歳」が最多

「赤ちゃんにやさしい病院運動（ＢＦＨＩ）」も低調である。母親たちの思いも、10年前は「できるだけ母乳」が95％、5年前は「できたら、でたら母乳」が85％、今は「混合希望」も多い。

（2）混乱する「子育て」、「子どもの虐待」

① 「子どもの虐待」

●図⑦「虐待死（心中以外と心中）の年齢」

・「虐待死」数：「心中」より「心中以外」が多く、「4歳以上」では「心中」が多い。

・「心中以外」の「虐待死」、「0歳」が50％弱を占め、

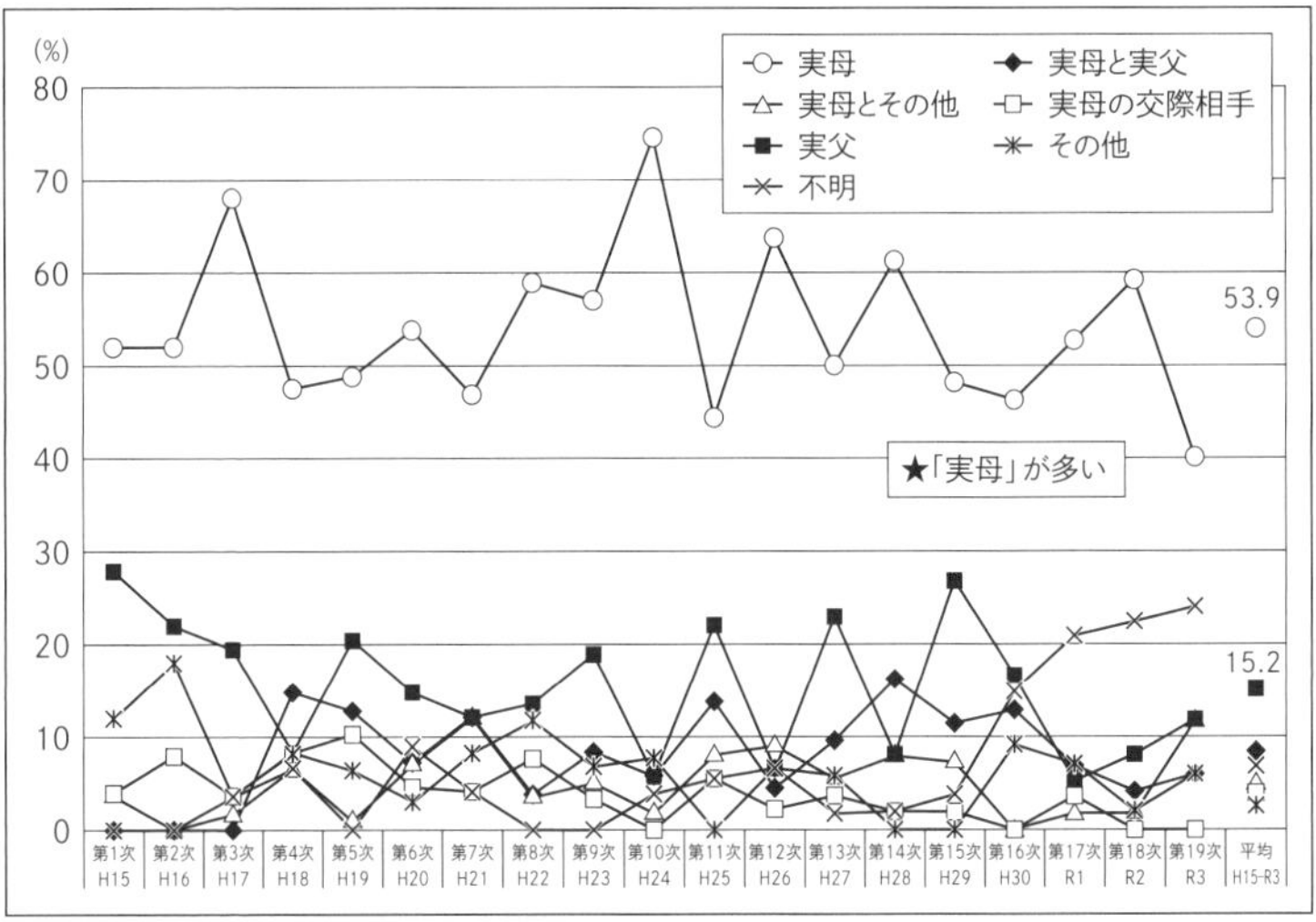

図⑧「虐待死・心中以外の加害者」は「実母」が多い（「こども虐待による死亡事例等の検証結果等について」（こども家庭審議会児童虐待防止対策部会児童虐待等要保護事例の検証に関する専門医委員会第19次報告　令和5年9月）より）

・「心中以外」の加害者は、「実母」が5割以上（53.9%）、「実父」はその1/3以下（15.2%）

「就学前」が90％弱。

・「心中」の「虐待死」、「0歳」は10％強で最多、「小学6年まで」が90％強。

●図⑧「虐待死（心中以外）の主たる加害者」

・「実母」5割以上（53・9％）が「実父」（15・2％）より多い。

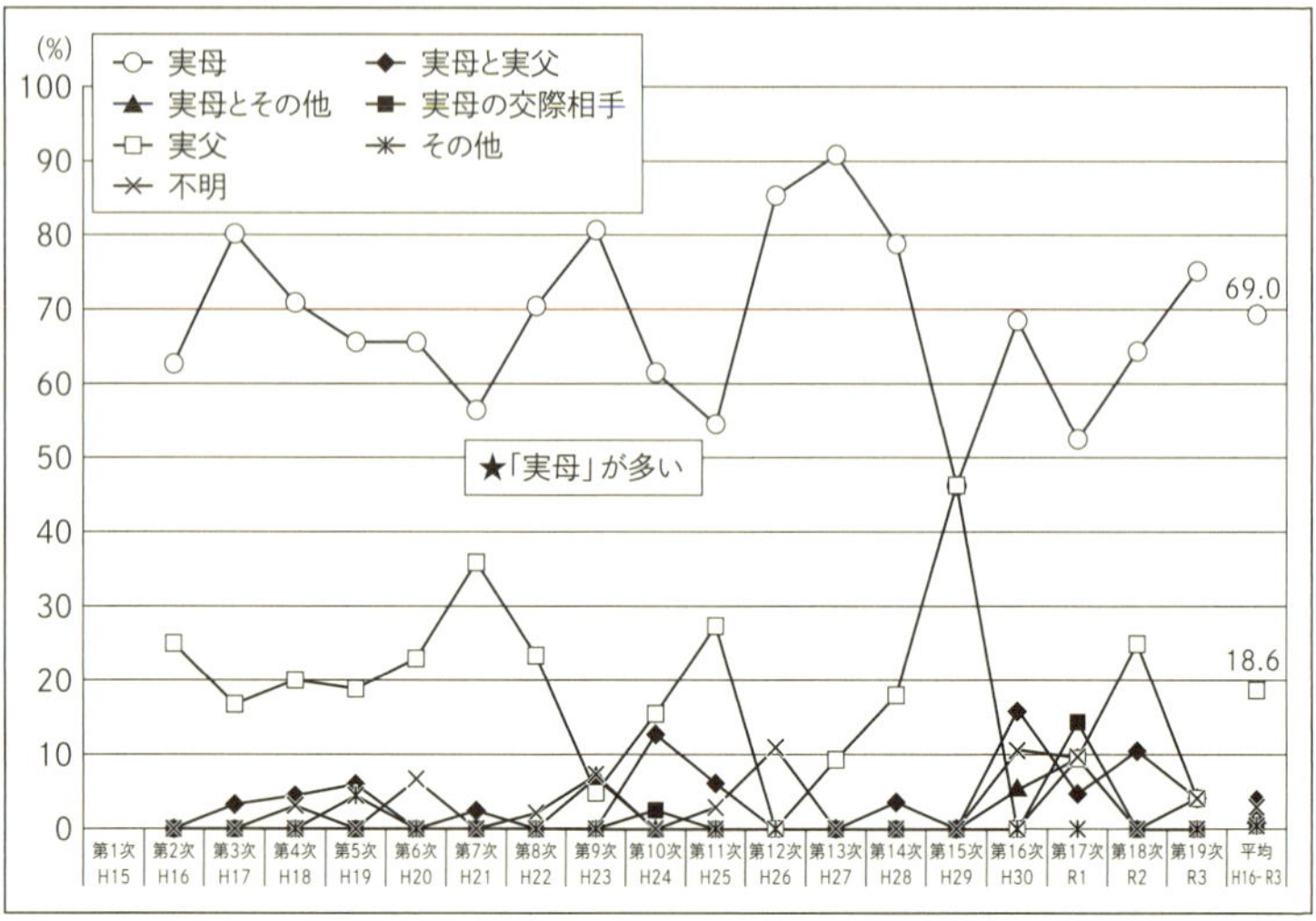

図⑨「虐待死・心中の加害者」、実母が極めて多い（「こども虐待による死亡事例等の検証結果等について」（こども家庭審議会児童虐待防止対策部会児童虐待等要保護事例の検証に関する専門医委員会第19次報告　令和5年9月）より）

・「心中」の加害者は、「実母」が7割弱（69%）、「実父」が2割弱（18.6%）

●図⑨「虐待死（心中）の主たる加害者」

・「実母」7割弱（69%）が「実父」（18・6%）より多い。

データより、「虐待死、心中以外では0歳が最多で約48%、心中では0歳が1位で10数%」「虐待死の加害者は主に実母（心中以外53・9%—第1次〜19次平均、心中69%—第2次〜19次平均）」であった。「子どもの虐待」のデータは「母子関係」が〝作られていない〟ことを示している。

「子どもの虐待」、現実的には「防止」は不可能である。だが「予防」には可能性がある。「虐待予防」は「母と子」が〝始まる（生まれる）〟「とき（出産）」「ところ（出産施設）」で始めるしかない。

②混乱する「学校現場」「保育現場」

子どもたちにさまざまな混乱が生じている、「いじめ61万件／2019年」「不登校24万人」「自殺」、「早朝登校」「学童」「子ども食堂」「ヤングケアラー数％」「小1問題」、「通級クラス」「発達障害はクラスで8・6％（3／35）」。

一人一人の子どもに、その関係に、さまざまな影響が出ている。私たちが体験した時代に比べ、関係する人や機会が減少し、関係する対象領域が拡大したためかもしれない。

先生たち（保育所・園、学校）にも「適応障害」「うつ」「退職者」が相次いでいる。子どもたちの混乱は、確実に先生たちに影響を及ぼしている、それとも、先生たちもすでに影響を受けていたのかもしれない。

③「地域」

「お隣さん、お世話焼きの近所のおばちゃん、駄菓子屋のお婆ちゃん、角のタバコ屋のお爺ちゃん」「田んぼ、村の広場、鬼ごっこ、レンゲ摘み、小鮒釣り、幼馴染、道草、草野球、ガキ大将、果し合い、鎮守の森、お稲荷さん、村祭り」この中で、今残っていること、ものは、あなたの幼いころの思い出は……。

④「家庭」「家族」

「少子高齢化社会」で、「核家族」「単身家庭」が、「女性の社会進出」が増え、「和気あいあい」の

「一家団欒」が見られなくなり、「故郷」「田舎」は辛うじて「正月やお盆の帰省」「（産後の）里帰り（出産）」「ふるさと納税」で地位を維持している。

（3）停滞する社会

①「失われた30年」：日本経済の成長1・5倍（米国3・5倍、中国37倍）

「失われた」のは、「経済」だけだろうか。

＊私たちは「何」を取り戻さなければならないのか。

②「少子化」「人口減少」「高齢化社会→労働力人口減少」

i　人口減少（2024年4月25日朝日新聞より）

・「消滅可能性自治体」（20〜39歳女性50％以上減少を基準とすると）

２０５０年までに自治体４割消滅。

（例）秋田24／25・青森35／40・東京2／62・沖縄0／41

地方の自治体の多くは消滅しそうだ。

・「ブラックホール型自治体」：「出生率低い」・「20〜39歳女性人口減少→」・「ファミリー向け街づくりで、周辺からの人口流入に依存」

（例）東京都内16区、京都市、大阪市

大きな自治体内部、地方の自治体間の小さな争い、諍いが生じている。

・「2040年15〜64歳2割減（8がけ社会）」＝「3人に1人が高齢者」
子育てのインフラが不足し、物価が高い東京は、地方より出生率が低い。そこに人口が集まることで、人口減少が加速している。何らかの施策で（物価の安い、子育てのインフラのある）「地方」の「人口減少」を抑えることができれば、変わることができる。

ii

少子化

・出生数減少：3・1万人／1990〜2000年　↓　11・9万人／2000〜10年
↓　23万人／2010〜20年
・出生数72万7277人／2023年、合計特殊出生率1・20　過去最低（2024年6月6日
朝日新聞　率が同じでも、分子／分母の人数が異なる）
　＊合計特殊出生率（1人（15〜49歳）の女性が生涯に産む子どもの数）マジック
分母はその年度の15〜49歳女性の人数（2005年と2022年、分母がかなり異なる）
出生率：1・26／2005年　↓　1・26／2022年
出生数：106万2530人／2005年　↓　77万747人／2022年
数値は定かでないが、分母の15〜49歳女性数：2005年は2022年より多い
最多は沖縄1・60、次いで宮崎・長崎1・49、最低は東京0・99（↑1・0／2022年）
　＊1・57ショック／1989年以降、歯止めがかからず、策がない。
・様々な要因
a　経済的な不安定さ、仕事と子育ての両立の難しさなど。

b　人生観や結婚観の変化、産業構造の転換、子育てコストの上昇、女性の社会進出と性別役割分業意識、経済的格差の拡大。

＊対策：希望する人が子を産み育てやすい社会にすること（解決策となる？）。

iii　高齢化社会：「２０４０年３人に１人高齢者→労働力不足１１００万人」

③価値観の変容：「早く・楽に」＝「コスパ・タイパのお産・子育て」

＊同じ思いを「お産」「子育て」で共有している（後述）。

④「関係作り」「関係性」の希薄化：あらゆる年代で孤独・孤立が進み、いじめ、引き籠り、うつ、認知症が増加している（後述）。

⑤「産科医療」「出産施設」の変容（既述）

（4）「母乳育児支援」での出会い、キーワードとまとめ

以下にキーワードを列記する。

「母乳育児支援」という「子育て支援」、「母乳育児成功のための10カ条」、「赤ちゃんにやさしい病院」、「早期母子接触（カンガルーケア）」、「早めの空腹のサイン」、「母子同室」、「自律授乳」、「応答授

乳」など。

「母乳栄養」成功が目標なら、出産・出生時から、元気な（週数、体重、アプガール・スコア）赤ちゃんが、適切な吸着・吸啜できる乳頭・乳輪で、授乳・哺乳できることとなる。しかし、1泊2日でなく、数日の入院期間のあるわが国における「母乳育児」成功の目標は、その始まり〜終わりという期間での「育児」の成熟度が問われることになる。つまり、授乳を介する「母子」の「やり取り」が、入院中の支援評価の対象となっている。

（5）「母子関係作り」から始める、が辿り着いた「答」

①「母乳育児支援」が行き詰っている（筆者の私的見解）こと。
②（それは）「母乳育児支援」（だけ）では、（もう）解決しない領域に入っているということ。
③さまざまな年代の子どもたちにさまざまな影響が現れていること。
④子どもたちの問題の多くは、「関係作り」不全によること。
⑤大人にもさまざまな「関係作り」不全、障害の結果が現われていること。
⑥高齢者を含む、あらゆる年代での「関係作り」が必要と考えられること。
⑦しかし、唯一の朗報は、「生まれたての赤ちゃんの思い」に出会ったこと、「思い」を「想う」試みを始めることができること。
⑧「親と子」、特に「母と子」の「関係作り」から始める必要があると思うこと。
⑨私たちは「母子」の「関係作り」の場にいて、「母子関係作り」は私たちができる、私たちしか

できない、私たちこそしなければならないと考えられること。
と、話が進んできた。
（それでは、次の「子育て」に話は移る）

第二章　参考文献
6　田島木綿子『クジラの歌を聴け』山と溪谷社　2023年
7　M・H・クラウス、J・H・ケネル、P・H・クラウス『親と子のきずなはどうつくられるか』医学書院　2001年

第三章　「子育て支援」は「母子関係作り」で

ここから、「子育て〜母子関係作り」の『話』に入る。「お産」が「自然出産」から「フリースタイル出産」へ、その「バースコーナー」での「カンガルーケア（早期母子接触）」にたどり着いた。一方同じ時期、異なった道を歩んでいた「母乳育児・子育て支援」も「子どもの虐待」との出会いから得られた視点（防止より予防、出産出生直後から、母と子）を取り入れることで、その目標が「母子関係作り」へと到達した。ここにて「お産」と「子育て」、その支援が繋がった。出産出生直後、「早期母子接触」からの「母子関係作り」が答えだった。ということで、「子育て〜母子関係作り」もまた、始まりの「早期母子接触」から始まることとなる。

今、私は、「子育て」支援は私たちの主要な仕事と考えている。初めからそのように思っていたわけではない。そう、私は「産科医」であり、「小児科医」ではない。「子育て」は対象外と思っていたから。しかし、「産科医」を50年、「開業産科医」を40年続けてきた今、いくつかの出来事から、そうは言っていられなくなった（そういえば、生前の「山内逸郎先生」に初めて直にお会いした時、「産科の先生、頑張ってください」との言葉をいただき、「そうなんだ、私の仕事なんだ」と身に染みて、教えられたことを思い出した）。

i　山内逸郎先生に出会ってから始めた「母乳育児」「支援」が低迷している。
ii　私は言葉をいただいた、私にはその責任があり、30年経った今も続いている。
iii　「子どもの虐待」は「実母」による「乳幼児」に、「虐待死」は「実母」による「0歳の赤ちゃん」に多い。

iv 「子どもの虐待」、防止は不可能だが、予防には可能性がある。

v 「子どもたち」の、「両親」のさまざまな問題は、「成育歴」に関係している。

vi 「赤ちゃん」が生まれたら、その「ママ」の「子育て」が始まる。

vii 産んだ、生まれた、その時、その場から、「母と子」、「育て・育ち」が始まる。

viii 「人」の「産み、生まれる」も、「育つ、育てる」も、手助けが必要だ。

ix 「人」はこの「手助け、支援、協力」から「助け合い、人間関係」の大切さを学ぶ。

x 「子育て」には、「パパ」や「家族」を含む、できるだけ多くの協力者、援助者、関係者の参加が望まれている。

xi しかし現実には、いつの間にか、母と子の周辺には、協力者や援助者は少なく、見えなくなっている。

xii こういった環境下で、子育ての母親モデル経験の少ない新米ママが、父親モデル体験のない新米パパの協力で、出発することになっている。

xiii 退院後の応援が難しいなら、少しでも、「入院中」から、「出産時」から、「妊娠中」から、支援を始めなければならない。

xiv そういった中で、私は「生まれたての赤ちゃん、あの子」に出会った。

xv 私たち「産科」の「援助者」にはできる、できるはず。それは「人間関係」や「母子関係」を大切にしてきたから、その「始まり」から関わってきたから。

xvi 私たちができる「子育て支援」、それは「母子関係作り」をお手伝いすること。

ということに、なった。
2012年7月29日に出会った「赤ちゃん」が、「赤ちゃんの注視」が、2020年2月6日に光輝くことになった。そう、ようやくにして、だ。これが、多分、私の最後の仕事と思っている。いつまで〝かかる〟か、〝やれる〟か、分からないが……。

このことは、私たちの仕(える)事(JJKK)

0歳から始まる　生まれた時から始まる
何もかも　人生も　母も　子も
虐待も　孤独も
私は　私たちは　そこにいる
できることがある　はず
何かしなければならない　何とかしなければならない
産科が　産科の医療者が　開業の産科医が
関係を作ること　を

私たちならできる　私たちだからできる
そのように　生まれ　育ったから

「生まれたての赤ちゃん」との出会い

I　「母子関係作り」が答えである、と思った経緯

（1）空白の15年の意味

①2000年代半ばからの数年間

多分、何かが進行していたのであろう、間違いなく。今になって振り返ると、なぜ気がつかなかったのだろう。「母乳育児支援」を広めることに徹していた、と言えば（言い訳なのだが……）聞こえがいいが、（母乳育児が）そんなにいいものなら、もっと広がる筈なのに、広まらなかった。たまたま停滞しているように見てしまっていた。私たちの「支援」に、「何」が足りなかったのだろうか、それとも「何か」を見落としているのだろうか、そして間違った方向に向かおうとしているのだろうか。

「産科医療」の分野で２００４～０６年にかけて、業界を揺るがすような２つの事件が起こっていた。それは「母乳育児」「支援」とは無関係に見えた。しかしそのことを経て「産科」は変わろうとしていた。「出産施設」の役割は「お産＝医療」に絞られ、出産後という、後半の入院中の「母乳」を含む「育児支援」は主要な課題・役割から外れていった。一方、２０１０年に５歳の男の子の虐待死（ネグレクト、奈良桜井市）という衝撃が走った。しかし「５歳」という（出産からやや遠い）年齢、「ネグレクト」という虐待内容に目を見張っただけで、これも自分たちの問題には見えなかった（虐待者が母親だった、にもかかわらず、だ）。私もそうだった。そのようにして、私たち、母親たちの近くで、静かに、菲薄化する「人間関係」が進んでいっていた。

この中で、「赤ちゃんにやさしい病院（ＢＦＨ）」は増えず、「母乳率」は低下の道をたどり始めていた。しかし、２０００年代半ばからの数年、この段階では答え（どのような「子育て支援」が必要か）は、私にも、支援者にもまだ見えていなかった。

②２０１２年７月29日の出会い

次の項であらためて述べるが、「Ｎ・Ｓベビー」との出会いは、私に光を見せてくれた。この光の向こうに未来が、可能性があると思わせてくれた。しかし「母乳育児支援の低迷」と「子どもの虐待（たとえ、それが0歳児で、実母が加害者であったとしても）」という課題であって、「母子関係作り」がその答えで、「出産施設」の私たちの役割である、私たちが始めねばならないなんて、そんなこと誰も言っていない、誰も試みていない、相手が大きすぎる！と。とても一人で始める、戦う勇気が出なかった（取り組まないで済む言い訳をあれやこれやと挙げて、そうして時間が経っていった。この時間が経ったのがまずかった、私の手持ちの時間も使うことになったからだ、そう残り時間は少ない、急がなければならないことに気づいたことも1つの理由だ）。

しかし、考えてみれば（得意の「太古の昔」論〜ママは生まれた赤ちゃんをどうしたか〜で言えば）、当たり前のこと。「生まれた時から」「母子関係」を「作る」は「作られていく」もの、これは普通、昔から当たり前なのだ。それが今（施設分娩となって）「作られる行程」が埋もれてしまっているのだ。私の仕事はそれを掘り起こすだけ、「見える化」するだけなのだ、との考えに至った。「このままこの道を進めばいい」と「N・Sベビー」を通じて啓示をいただいた、これは受けるべきなのだと思えた。このように、啓示を受けて（誠に申し訳ないことだ！）から数年経って、ようやく腰を上げることとなったのだ。

i　「子育て」「子育て支援」には、さまざまな混乱、混迷が溢れている。

ii　その結果、増大、多発する「混乱」がかえって「課題」に光を当て、「見える化」することとなった。

iii　「混乱」の根本的な要因は、「現代社会」がもたらした「孤独」と「孤立化」にある。

iv　「混乱」「孤独」の始まりは、関係の始まり、「母子」にあるのかもしれない。

v　私たちは「母子」の「出会い」から「関係作り」を始めることに注目、注力すべきであると気づいた。

vi 「母子関係作り」を始めるとは、埋もれている、その行程を掘り起こす（「見える化」する）ことであると考えるに至った。

「この道」に確信が持てたのは、（何を隠そう）最近のことである。あらゆる問題発生の根本は「孤独と孤立化」にあり、この傾向は職場、地域、家族、社会のあらゆるところで、世界（特に先進国）で起こっている。その結果「関係作り」のさまざまな障害〜不具合、ズレ、歪み、不調、うつ、虐待など〜が発生している、しかも世代にわたって起こっている。困難な「母子関係作り」は実のところ、その現れに過ぎないが、取り組むべき始まりと思っている（こうなると先が見えてきたように見える、と思えるが、事態はそんなに甘くはない、と思っている。「孤立化」は「効率」や「成果」を優先する現代社会そのものだからであり、「母子関係作り」を「見える化」する＝「孤立化」を防ぐのは、現代社会の対極であるから、である）。

あなたは待っていた（ＪＪＫＫ）

そうなのだ　そうだったのだ
あなたは　待ってくれていたのだ
ずっと前から　ずっとずっと前から

そこで　待ってくれていたのだ
ごめんなさい　本当にごめんなさい
もっと　もっともっと早く
気付くべきだった
あなたが　そこにいることに
気付くべきだった
少し　ほんの少し
目を向ければ　よかっただけなのに

(2)「体験と妄想」(いくつかの出会い、から)

●「母、命を伝えていく」(レベッカ・ウラッグ・サイクス『ネアンデルタール』より ※参考文献8)

目を閉じ、靴を脱ぎ捨てる。瞼越しに太陽が赤く光る(中略)脚の裏に土を感じる。誰かに腕をそっと撫でられ、温かさを感じる。それが誰なのか、あなたには分かっている。目を開くと……あなたの前に母親が立っている。ここは誰もが互いと合うことのできる、時を超えた場所だ。草を踏む足音が近づき、別の女性があなたの前に現れる。母方の祖母(中略)祖母はあなたの母と手を繋ぎ、向こうを向く。その視線の先、果てしない草原に続くのは、手と視線で繫がる女性の列だ（中略）100人、いや1000人を超えているのが分かる（中略）列は地平線を越え（中略）上空へ登っていく（中略）その瞬間、あなたは見る。この一本の母系の線から（中略）悠久の時を超えて（中略）交じり合うのを。誰もがここにいる。誰もが常に存在しているのだ（P46）

太古の昔、約20万年前、狩猟採集時代、移動生活の途中、突然の陣痛が始まり、大きな木の根元、もたれてお産する。赤ちゃんを抱き上げる。背を木に預け、立膝の間に赤ちゃんを抱き、向かい合って、顔と顔、目と目を見つめ合う、そこから「母と子」が始まっていく、さまざまな「思いと想い」を感じながら……（これは、私の想像以外の何物でもないが、真実であろう）。

（私が経験した）未分化な、原初的な出会い。

出生直後、新生児室では…約35年前、産後の処置を終え、新生児室（その頃、まだあった）に寝かされていた赤ちゃんは、大きな目を開け、上を、（見えないはずなのに）天井を眺めていた。まるで何かがある、誰かが〝祝福〟に訪れてきたかのように。

回診で、母子同室中のお部屋…約25年前だろうか、なぜか、まるで乳が霧となっているかのように、その部屋は〝乳色〟だった。経産婦、3日目、赤ちゃんはおっぱいを飲みながら、立膝のママに抱かれて、見つめ合い、目でお話している。そうか、これが「母乳育児」の世界、これが「母と子」の世界なのか。

入院中の赤ちゃんって…約15年前、母たちが撮っていたスマホの画面から、こんなにもいろんな表情をしている、って本当に知らなかった。何かをじっと見ている（静覚醒の赤ちゃん、注視ともいう）、興味を持って真剣に見つめている（動覚醒の赤ちゃん、注目ともいう）、眠りながら微笑んでいる（生理的微笑）、ママにも私たちにも微笑んでくれる（新生児微笑、生理的ではないが）。でも私たちに示す拒否や無視する顔、泣き出す顔、変顔もある。赤ちゃんはさまざまな、あるがままの、寛いだ、思い切りの顔を見せてくれている。

アルバム用の写真のため：同じころ、出産お祝いプレゼントに入れる医師と赤ちゃんのツーショットを撮ろうとなった。生後2〜3日、やや落ち着いたと思われたころ、でも赤ちゃんは目線を合わせようとせず、まるで嫌っているかのごとく、避ける、背けるなど、逃げ回った。そう「ママ」との違いが分かっているかのように。片や生後4〜5日、中には私ににっこり微笑んでくれる子もいる、でもそう多くはない。そういうことでほとんどの子が不思議そうに見つめてくれる生後0〜1日となった、やや表情が乏しく、残念なのだが。

（3）「母子関係」を紐解く

「母子関係作り」に関する先人の研究成果を調べてみることとした。

その意図は、先人たちの、赤ちゃんからのサイン各種とその発現時期や機序を比較検討するためであり、「やり取り」が「関係作り」と進む「行程」を見える化させる、ヒントを得ようとした（まことにせんえつながら、です）。

・傍線（　　）は新生児や乳児からのサイン、信号や定位行動に関しての、点線（　　）はその発現機序、時期に関しての、注目箇所だ。ともに、筆者がマークした。
・また、「＊」は、先の観点からの筆者の考え、思いを書き添えている。

①J・ボウルビィ（『母子関係の理論』第13章、P280〜310 ※参考文献9）

ボウルビィの、赤ちゃんから投じられた「アタッチメント行動―定位行動、信号行動」に関して、上記の本から一部を抜粋する。

・「探索行動は3つの主要な形態をとる。まず第1は、頭と体の定位反応であって、これは刺激対象を調べるのに感覚器官を有利な状態に置いたり」「探索行動は、一般的に、珍しい刺激や複雑な刺激や、あるいは両方の性質をそなえた刺激によって引き起こされる」［＊⑤この段落のみ］
「人間の場合も、特に乳幼児においては、このような行動がみられる。大抵の母親は、赤ん坊が次々に変化する場面を見るのを好むということを知っている」
・「人間の愛着性はいろいろな種類の行動によって示される。いくつかの具体的な例をあげると、泣き叫ぶ、喃語を喋ったり、微笑んだりする、しがみつく、食事以外の時に吸う、接近のために動く、後を追う、探し求めるなどである」
・「社会的信号として分類できる行動には、泣き叫ぶ、微笑む、喃語を言う、そしてやや成長すると、呼び求める、特別の態度を示すなどがある。これらの行動は、すべて母親を子どもの方へ近づけさせる可能性をもっている。ところが、これらの信号が発せられる状況はまちまちであ

るし、またそれぞれの信号がもたらす母性的行動への効果も非常に異なっている」[＊①]

・「泣き叫びはいろいろな条件によって引き起こされる（中略）空腹による泣き叫びが発達するには、ある程度の日数が必要である。初めのうちは強度が低く不規則であるが、時がたつにつれて次第に大きくなり（中略）」[＊②]

・「微笑みと喃語は、泣き叫びとは異なっていて、生後4週間が経過するまで、母親の行動に殆ど影響を及ぼさない。また、微笑みと喃語は、赤ん坊がはっきり目覚めて満足している時、即ち、空腹でもなく、孤独でもなく、苦痛でもない時に、引き起こされるという点でも泣き叫びと異なっている（中略）通常、赤ん坊が微笑んだり喃語を言ったりすると、母親は微笑み返したり、話しかけたり、軽くなでたり、抱き上げたりする。これらのことが行われる場合、両者は互いに相手の存在を喜び、互いにこのような交わりを少しでも持続したいと願っているように見うけられる。母性的行動における、この非常に重要な構成要素を表現するのに相応しい用語を見出すのは容易ではない。おそらく「母性的愛情行動」という表現がもっとも適切であろう」[＊③]

「赤ん坊の微笑みは直ちに母親の行動に影響を与えるばかりではなく、その後もその影響を与え続ける（中略）母親は子どもの世話で疲れていたり、いら立っていたりしていても（中略）子どもの微笑は大きな報いとなり励ましとなる」

・「最初のうち、泣き叫び、微笑、および喃語は、目標修正的行動ではない。信号が発せられると、相手によって反応が示される場合もあれば、示されない場合もある。そして信号が相手によって必ず反応されるようになると、泣き叫びや微笑は通常減少する。従って、よく知られているように、赤ん坊の泣き叫びを止めさせる最良の方法は、子どもを抱き上げたり、軽く揺り動かしたり、あるいは話しかけたりすることである」[＊④]

＊①：各信号が発せられる赤ちゃんの状況、母性的行動への効果について、考えてみたい。この文章によると、その発現機序は不明確なようである。

＊②：「空腹」→「泣き」というママに対する最も恣意的な信号行動。後ほど考えてみたい。（次項B－Ⅲの、（3）「行程Ⅱ」～（4）「行程Ⅲ」）

＊③：「泣き」に対する「微笑み」はママにおいてはポジティブな感情を引き起こすので、その役割を考えてみる。赤ちゃんの「微笑み」にはさまざまな表記がある。代表的な「新生児微笑（生理的微笑）」は生後間もなく、反射的、睡眠時」と「社会的微笑は生後2カ月ころから、外的な刺激～人の顔や声、普遍的」、さらに「生後3～4カ月の、意志のある微笑み」、「生後8カ月前後、身近で愛着がある人への微笑み」と進む（「赤ちゃんが笑う、新生児微笑とは？ いつから見られる？【助産師監修】」（監修：河井恵美）記事参考）→生まれて間もない時にもさまざまな赤ちゃんの「微笑み」がある、後ほど検討する。（B－Ⅲ－（5）「行程Ⅳ」）

＊④：「泣き」は減少するが「微笑み」はいかがであろうか、そしてまた減少した「泣き」はしばらくして復活する、ほとんどの場合。「泣き」「微笑み」は解決すべき「信号行動」という意味（あるいはレベル）ではないのではないか、むしろ「やり取り」の手段では

ないのだろうか（後ほど、考える）。

＊⑤：久保田まりらは、Ｊ・ボウルビィの「アタッチメント行動の発達段階」について「このように生後初期からの人に対する選択的反応傾向は、周囲の大人からのケアをひきだすのに有効に機能している（中略）手段は『泣く』『声を出す』『微笑する』など（中略）信号（中略）行動であり（中略）『他者をじっと見る』『動く人を目で追う』などの定位行動（中略）」「生後2～3カ月になると（中略）愛想よく微笑したり、声を出して歓喜の笑顔を示す（中略）」「この段階では（中略）人の識別はされておらず（中略）養育者（中略）も（中略）他者（中略）も（中略）同じ（中略）」と解説している（庄司順一・奥山眞紀子・久保田まり『アタッチメント』明石書店　２００８年Ｐ51）。

②Ｍ・Ｈ・クラウス他（『親と子のきずなはどうつくられるか』医学書院　２００１年）

クラウスの上記の本の一部を抜粋する。

・（日本の読者へ、より）「本書は、母親のわが子に対する絆形成過程について述べたもので、病気の新生児や奇形をもつ新生児だけでなく、健康な成熟新生児を対象に研究してきたわれわれの成果を記載（略）」

・医療従事者への勧告

１　分娩中の母親には、パートナー以外の人で、お産に精通したケアのできる女性による持続的な身体的・情動的支援が提供される必要がある。

2　新生児が出生後正常で、アプガー得点数が良好であれば、出生直後皮膚の水分を完全に拭ったあと、母親の体温と子どもを覆う軽い毛布とで保温に努めながら、肌と肌の接触ができるよう、新生児を母親に手渡すべきである（中略）・最初の授乳をいつ開始するかは、子どもに決めさせるべきである。

3　鎮痛剤の投与や硬膜外麻酔は、できるかぎり避けるべきである。そうすれば、新生児は、なんら妨害がなければ、母親の乳房まで這い上がり、自分でくっついていき、まったくの自力で吸啜を始めるようになる。

4　新生児室は閉鎖すべきである。母親や子どもに疾病がなければ、たとえ短期間の入院であっても、新生児は母親の傍にいて、母児同室形式をとるべきである。

5　母親全員に対し、産後1時間半以内に母乳哺育を開始し、しかも頻回に授乳するよう勧め、全産科病院はユニセフのbaby friendly initiativeを開始すべきである。

・「はじめに（中略）世の親はこの世界が自分たちの子どものためにあるように願う。わが子に対して彼らが健康で、幸福で、自立した人間になり、人生に興味を持ち、愛情深く思いやりがあり、健全な人間関係を作りあげ、自信をもち、さらに人生の困難な問題を切り抜けることができるようにと望む」「親のわが子に対する絆は、おそらく人間の愛着のうち最も強力でしかも重要なものであろう。生まれたばかりの赤ん坊は、活発で目覚めていることがあっても、自分では何もすることはできない。ただ養育者、通常は母親であり父親である親の子どもに対する絆

が子どもの生存と発達にとって決定的な意味を持つ」Ｐｘｘｖ〜ⅵ）

Attachment（愛着）：子から親への結びつき

Bonding（絆）：親から子へ結びつき

・「新生児の能力（中略）６つの意識状態（静覚醒、動覚醒、もうろう状態、静睡眠、動睡眠、啼泣状態）、視覚（注視、近視〜20‐25ｃｍの範囲［＊①］、人の顔、目に夢中）、聴覚（生まれる数ヵ月前から十分発達、父親≒男性＜女性＜母親の声に反応）、触覚（早期から機能、密着・温かさ・抱き締めるを好む［＊②］）、味覚（高度に発達、甘さなど味の区別）、嗅覚（６日目で母親の匂いを嗅ぎ分ける）」（Ｐ53〜64）

＊①：「近視」→子宮内では15〜20ｃｍ以内の世界、より遠方を見る機会、習慣がなかっただけで、近視ではないのではないか。生後、「トップヘビー」で「対面カンガルー（後述）」の時、約30〜40ｃｍだが、赤ちゃんは懸命にママを、目や口を追いかけている。声掛けしているので、厳密ではないが、少なくとも動きには気づいているようだが。

＊②：新生児の感覚に関して、異なる見解（「無様式知覚」）がある。

・「家族の誕生―出生直後の数分間、数時間……（生後１時間の新生児の能力―見る、思い出す、変化に注目する―、分娩後母親と過ごしていた赤ちゃんを離すと泣く）（わが子に初めて愛情を感じた：妊娠中41％・出生時24％・生後１週27％・１週以降８％、プライベートな時間を持った時）」「新生児の驚くべき能力のうち最も劇的なことは、出産後母親の腹部に赤ん坊を静かに寝かせると、腹部から乳房に向かって這い上がっていき、乳房を見つけて吸い始めることである〜新生児は最初の30分間は、安静にしており、母親をときどき下から眺めている。30〜45分の時には口をもぐもぐさせたり、唇を鳴らしてみたり、また涎を垂らしたりする。その後、主として下肢を使って少しずつ上方へ動き始める。子どもが母親の乳首の高さまで移動すると、口を大きく開いて自分の頭を勢いよく左右に動かし始める。乳輪に向かって何回か試みたうえ、やっと吸い付く。新生児は乳頭の匂いに惹かれて乳房まで達する（breast crawling）ようである［＊③］

＊③：M・H・クラウスはR・リグハットによる、新生児の「breast crawling」や「乳頭吸着」の報告に焦点を当てているが、この時点での新生児の行動様式で、より重要と思われるのは、新生児が生まれ出て、新しい世界の他者（＝ママ）と「注視―注目」のやり取りを始めようとしていることではないだろうか（笠じぃ仮説。後述）。

「感受期（中略）早期接触の最初の研究が行われた当時（1970〜80年）、典型的な出産の母親は5日以上入院だが、母子同室制でなかった、6–12時間後面会後赤ちゃんは新生児室で収容、4時間毎20分授乳［＊④］だった……われわれが生後1時間さらには入院中を通して、両親と子どもを……一緒にさせ、また支援的ケアを行えば、絆形成過程の始まりに最も役立つ環境を作りあげることができると考えている［＊⑤］」

「最初の数時間……産後母子が一緒に休息している間に、感覚的、内分泌的、生理学的、免疫学的および行動的な変化が、一挙に起こり始める……子どもへの愛着形成に働き、両者を結合させ、母子関係の発展を保証していく」「産褥期初期に……乳など……多数の相互作用、行動……は……母と子の親密さを保証するように、フェイル・セーフシステム（fail-safe system）が働いている［＊⑥］「出産直後母子だけになると、母親は、目と目を合わせることに強い関心を示す……母親の73％に……見られた」「母親の声（赤ちゃんは男性＜女性＜母親の声を聞き分け、好む）と赤ちゃんの泣き声（出生2分の1のわが子の声を識別）」「エントレインメント……子どもは母親の声のリズムに合わせて運動し……子どもの動きも母親を刺激……」「嗅覚と触覚……母親がわが子を識別する場合、最初のしかも最も基本的な手段は触覚と嗅覚である」（P67〜111）

＊④：そう言えば、わが国でもそうだった。昼間は、おっぱいの時間ですよ！　の放送でワゴンに乗せられた赤ちゃんがお部屋に運ばれ、最初はおっぱいを飲ませてね（母親への授乳援助・介助はない、吸着や早めの空腹のサインなどの説明、アドバイスはない）、足らない時はミルクをあげてね、で、夜間は新生児室でスタッフによって、黙々と順番に、布おむつを肩枕にして、哺乳瓶授乳がなされていた。

＊⑤：クラウスがこの本を執筆した時代とは授乳援助システムが変更、改善されていると考えるが、　⇓入院日数の変更（5〜7日に復帰）がない限り、「絆形成」は難しいのではないか。

＊⑥：生後数日間に同時的に起こってくる母子相互作用
母親→乳児：タッチ、目と目、調子の高い声、エントレインメント、体内時計の調整、T＋Bリンパ球、マクロファージ、細菌叢、匂い、熱
乳児→母親：目と目、啼泣、オキシトシン、プロラクチン、匂い、エントレインメント

→確かに、このように平面的に並べると、「関係性」の広がりが見えても、深まりや順序は見えない。多動的分散的ではあっても、それなりの道筋があるのではないかと思う。しかもそれは「赤ちゃん」から始めている（サーブ～ハーバード大学子ども発達センター）。

・「絆形成―生後数日間、数週間はまず母親を育てる。（中略）母親はお産の後すぐ、24～48時間後に帰宅してしまう。（中略）以前は普通5～7日間入院していたので、病院のスタッフは母親の反応やニーズをよく心得て（中略）、ベビー・ブルーズは分娩後2～3日目の女性の80～90％に起こる。（中略）現在この時期には、子どもを連れて帰宅（中略）、その後はすべて自力で、料理や掃除、育児までしなくてはならない。しかも母親なら何でもうまくやれると期待され（中略）、殆ど全ての人間社会において、お産の時期には両親を援助するシステムが存在（中略）。今日では（中略）、公認の文化的伝統が欠如（中略）、母親の母親は就業して（中略）、多くの家族が危険（中略）、両親は二人とも子どものニーズをよく知っていない。（中略）母親たちは、自分の赤ちゃんを知る時間がなく、帰宅後は子どもをどう取り扱ってよいかわかりませんでした、と述べている［＊⑦］」

・「父親の新しい役割（中略）ウィニコット（ドナルド・ウッズ・ウィニコット、イギリスの小児科医・精神科医）は『父親は、母親が自由に行動ができるような余地を作るまで、手助けができます。母親が（中略）子どもに没頭したいと望んでいる時、父親がうまく助けてくれる（中略）母親がわが子に専念できるよう……してあげましょう』と述べている」「父親として重要な役割は、外の世界との仲介人の働きをすること（中略）ドアと電話の監視役を務めるべき（中略）『夜の寝ずの番』を交替すれば助かるかもしれないが、それと同じように自分たちの感情を正直に吐露することが大切［＊⑧］」（P129〜144）

＊⑦：わが国では、「母子関係作り」面からみれば、最初の数時間は、いまだ機械的な時間の確保だけでしかないという意味で、まだ不十分かもしれないが、その後の数日間はやや不十分（「母子同室」面で、「母乳育児支援、母子関係作り」という面でも）ながら、母子の時間は担保され一応数日間（短縮されつつあるが、世界で類を見ないほど長い）ある。一方退院後の母子環境、実家にお世話になる風習は残っているとはいっても、里帰りせず都市部で、核家族で、共働きの場合、十分な育休がとれないなど、わが国でも悲劇的なことも少なくない。

＊⑧：ウィニコットを例に出したクラウスの「父親役割」については同意できる。説明はされていないが、赤ちゃんにとってどちらが望ましいか、の角度から判定すれば、100％「ママ」であり、私たちの原体験「ママが好きか、パパが好きか、の選択」でもほぼ100％「ママ、母、かか、おかん」であろう。「ママ」を続けられるようバックアップし、「パパ」の登場が望まれるときを待つこととしよう、残念ではあるが……。

③D・N・スターン（『乳児の対人世界　理論編』※参考文献10）

・「無様式知覚、（中略）視聴覚、触覚、振動覚、固有知覚などの感覚器官の違いを超えて、どの知覚系で捉えたものもその刺激の強さや流れによって、その本質を見抜く感覚」と述べている（渡辺久子『母子臨床と世代間伝達』金剛出版　２０１６年より）。

・「１９７０年代の終わり、いくつかの実験結果が、乳児はいかに世界を学ぶか、つまりどう体験をつなぎ合わせるのかに関し、（中略）問題となったのは、（中略）見たり、聞いたり、触れたりしたものが、実際同じものであると、なぜわかるようになるのか（中略）」「〝生後３週目の目隠しした乳児への異なった乳首のおしゃぶり〟の実験より、情報（形）の触覚─視覚移行は、生後１週間目には存在している、生まれつき備わっている」「生後３週目の乳児への視覚（光）と聴覚（音）の強さのレベルの比較実験や、生後６週までの赤ちゃんは話している顔をしっかり見る、言い換えれば、聞こえるのは、言われることではなく目に見えることとなのです」

・「乳児は、ある１つの知覚様式で受信された情報を何らかの形で別の知覚様式へと変換する、生得的で普遍的な能力を持っているように思われます。それは、無様式知覚amodal perceptionと呼べましょう」（同Ｐ57〜61）

④Ｖ・レディ（『驚くべき乳幼児の心の世界』※参考文献11）

・「他者の（赤ちゃんに向けられた）注目に対する関わり」「他者の意図的な関わり」をもたらす「二人称的関わり」が最も重要である、と書かれている。

・「二人称的アプローチ……第一に、他者の心は能動的かつ情動的にかかわる知覚の範囲内で透明である。第二に、二人称の他者は、特別な他者として、情動的な反応をもって経験することを可能にしてくれる他者である。第三に、人と人の間のこの能動的かつ情動的なかかわりこそが、単に互いが情報を提供し合うだけでは済まされなくなっていく、さらにそれが発達していく、そういう心を構成ないし創造するものである」（P34）

・「注目……（まなざしを向けること／受けること）一般的には、ヒトの赤ちゃんは生後9カ月から12カ月あたりで、他者から注目されていることに気づくようになるといわれている（赤ちゃん自身は、生まれた直後から人やものに注意を向けているのだが）……2カ月児の他者との交流は、実際に他者の注目を注目として気づいていることを反映しており、そしてこの気づきは、それに対して情動的に応答する能力を基盤にしたものである」（P115〜118）「注目するということは、かかわるということである」（P120）

・「意図……人々の動きのパターンの中で知覚することができるはずである（対象への指向性、単一性、型、随意性、変化への期待）・文脈を必要とする・かかわり得る（開放性、不完全性・未完成性）」（P190〜208）

⑤その他には、「間主観性」（C・トレバーセン1979）、「サーブとリターンの関係が脳の回路を作る」（ハーバード大学子ども発達センター、HCDC）も参考にしている。

（4）「母子関係」「作り」を見て、考える

①出生後から「母子関係作り」が始まる

なぜ、赤ちゃんは成長していくのだろう、順調に、多少の個人差があっても。なぜ、ママと仲良くなっていくのだろう。それには多分、普通の、自然経過の、生まれたての赤ちゃんたちには、定型的な行動パターンがあり、それに基づいてやり取りし、成長していくのではないか、と日頃生まれたての赤ちゃんに出会っている産科医の私は、いつの間にか、考えるようになっていった。

この世に生まれた赤ちゃんがママやこの世界と関係を作っていく道筋は、ランダムに並べられているのではなく、一連の流れがプログラムされている（多分、多少～相当の曖昧さを含んだ、その曖昧さ、カオス的なものに意味があることを含め）のではないか。そのように、その曖昧さをクリアにしようとする、そのやり取りを確定、確立しようと、進歩し、進化してきたのではないかと。

入院期間が1週間近くと長い日本で、出生後の赤ちゃんと母親に最も長時間接する「開業産科医」を40年以上勤めてきた者の一人として、この「母子関係作り」の「行程」を少しでもまとめたい、まとめてみようと考えるに至った。

②「開業産科医」として見てきて、気づいた点

「生まれたての赤ちゃん」と「母親」の出会いを見える化し、報告するとは、不勉強、不十分との誹りを受けそうだが、それを覚悟で、「開業産科医」として見てきて、気づいた点を挙げたいと思う。

先人の「研究報告」の背景となる（諸外国の）「出産、周産期医療」体制は入院日数が2日ほどである。これではクラウスが指摘したように、「生後数日間」の経過が見えない、「愛着形成」「絆作り」の到達・達成の評価は難しいのではないだろうか、と考えている。

わが国でも、「出産出生後数日間」の「入院中」の「母子関係作り」の道筋への視点がほとんど語られていない（産科の援助者は入院中の母子のやり取りを見ていないか、重要視していない）が、母子同室中の、経産婦の、母乳育児の、少なからずの「母と子」の間で「関係作り」が始まり、進む。

そして、生まれて数時間（1～2時間）でも「母と子」の間で「母子関係作り」が始まるのを見ることができる。対面できる体勢が用意されていれば、「母と子」は始める、始まっていく。

「母と子」の〝出会い〟、続くさまざまな〝やり取り〟が用意され、進んでいく、そのようなプログラムの存在が認知されていないのだが、必ずあるのではないかと思っている。というのは、人類史上、数多の「母子」間でいつの間にか、多分、少しずつの勘違いや間違いを繰り返しながら、そして少しのやり過ぎや錯覚を経て、「母子関係」が作られてきたからだ。3カ月になればママが識別、認知でき、1歳になったらママが大好きで、三つ子（3歳）の魂は一生忘れない、となるのである。

そのことが「証明」なのだ。

Ⅱ 「早期母子接触」中の「Ｎ・Ｓベビー」との出会いで学ぶ（２０１２年７月29日）

(1)「早期母子接触」という取組み

時計の針を少し戻して、「早期母子接触」についての思いを述べる。Ｌ・リグハットさんの（確か、ＷＨＯの）取組みと写真は、周産期の医療者にはかなり衝撃的だったに違いない。私たちもそうだった。当院の「カンガルーケア・早期母子接触」第1号は１９９８年4月のことであった。写真のビデオを見たのが１９９８年6月6日の「大阪母乳の会」の第１回創立大会の時（北島博之先生が報告）だったから、クラウス先生の名著の発売も２００１年、多分日本初のカンガルーケアである聖マリアンナ医科大学横浜市西部病院周産期センター（１９９５年）の報告を聞いて、始めたに違いない（聞いて始めるなんて、かなり大胆だったと思う）。今から振り返ると、いくつかの感慨と課題も見えてくる。ただその時はかなり、センセーショナルだったのは確かだ。

①「breast crawling－乳頭吸着・吸啜」の驚異

それまでは、（自宅出産を除く）ほとんど全ての出産施設では、赤ちゃんが生まれたら、何の疑問も感じず、ママにちらっと赤ちゃんを見せ、〝男の子だよ〟とか、声を掛け、すぐ産湯に向かった。沐浴漕（その当時、この沐浴漕がＭＲＳＡの原因と話題を呼んでいた）で、石鹸でピカピカに磨き上げて、プンプン匂いをさせて、処置の終わり頃にご対面、という流れの儀式だった。

それを、生まれたらすぐにママに抱っこさせるとは、これにはかなりの抵抗があった。抵抗の1点目は何といってもお産の時の血液や胎便がついた状態で「抱っこ」とは、私たち日本人の清潔感とかけ離れているのでは、と思ったこと。2点目にはもしそのままママのお腹お胸に乗せて、赤ちゃんの異常の発見が遅くなることにならないか。とか、3点目はママに抱かせても（落下は）大丈夫か、などであった。

②「早期母子接触の留意点」の時代（2012年10月）

それらのリスクを少なくするため、私たちの施設では、生まれてすぐ、いったん、ウォーマーで血液などを拭い、赤ちゃんをチェックして、数分以内に、ママに戻すとした。

それでもいくつかの疑問が残っていた。

疑問①：生まれた赤ちゃんの体勢はどうあるべきか、ママの背は30度か、なぜ30度か、分娩台は危険ではないか。→ この点、私たちの施設では殆どがバースコーナーのお産、分娩台を使った場合でも早期母子接触はバースコーナーに移動するので、落下のリスクはほとんどない。

疑問②：観察（医療者、モニター）が必要、管理が必要ではないか。→ 分娩件数が然程多くないのでスタッフとサチュレーション・モニター（後になって）で観察することになった。

疑問③：「早期母子接触」の適切な時間は何時間か。→ できるだけ付き添い、観察しながら2時間とした。

疑問④：お胸お腹の上で、うつ伏せでは、ママは赤ちゃんの顔が見えない。工夫で解決する問題と疑問が残ったままの課題もあった。例えば「なぜ30度か」や「母や立ち会った家族は、顔が見たいのに見えない姿勢なのでは」とかが残っていた。

そういった疑問の中で、２０１２年７月29日、「Ｎ・Ｓベビー」に出会った。

（2）生まれた赤ちゃんは……

①２０１２年7月29日の「出会い」（写真③）

もう10年以上前（２０１２年7月29日）になる、「母乳育児支援」の道中にこの赤ちゃんに出会った。後に、この赤ちゃんとの出会いが「私の生き方」を変え、導くことになる。この「母乳育児支援（バースコーナーでの早期母子接触）」での偶然が「母子関係作り」という方向を指し示したことになる。この出会いについて（再掲ですが）もう少し詳しくお話ししたいのでお付き合いください。

この時も、いつもと同じバースコーナーでのお産。経産婦だったので、お産も産後の処置もスムーズに経過。終わって、ママとパパに「おめでとう」「お疲れさま」などの挨拶をし、ものの序でというか、そこにいる、生まれたての赤ちゃんにも声掛けした、多分同じようなセリフだったと思う、するとなんとなんと、目を大

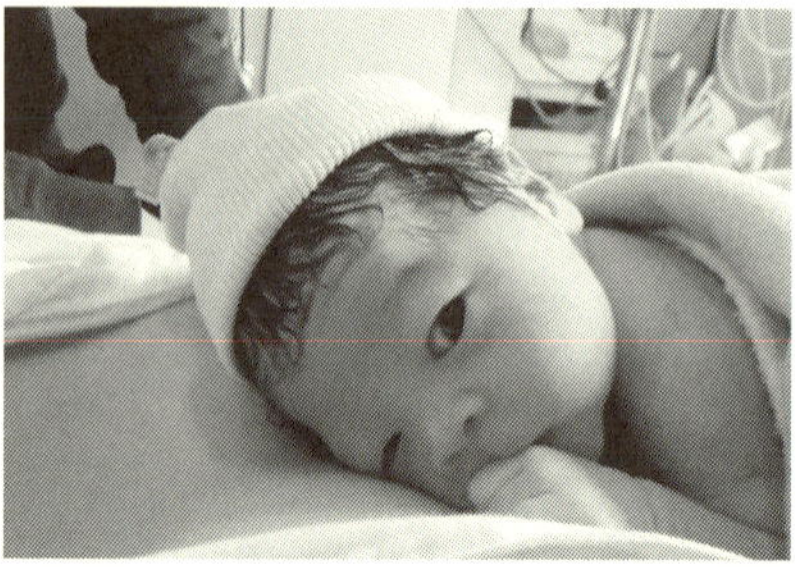

写真③

きく見開いて、私を見るではないか、声掛けするとさらに目を大きくしているような、そのようにして、生まれたての赤ちゃんとの「出会いがある」ことに出会い、「やり取り」が始まった、始まっていくことを知った。

それまでの開業後の30年間、その前を入れると40年間、全く知らなかった、初めてのことが起こって、びっくりした。その後自分の頬をつねるように何度も、初めは元気な赤ちゃんに、その後は少し仮死っぽくても、「早期母子接触」ができた赤ちゃんは全員に、声掛けをし、今もしている。名前が決まっていればお名前、花ちゃんとか、決まっていない場合は「おはよう」（人生の朝なのですから）である。この言葉を繰り返し繰り返し何度も何度も、息が続く限り（極端ですが）声掛けする。（まあ、あえて言うならば）反応があるまで呼び掛けた。赤ちゃんの反応は先ほどのような大きく目を見開く子から、少しまぶたを動かすだけまでと幅があるが、ほとんど反応してくれる。少々息苦しそうでも対応してくれる。みんな明るい（?）、優しい（?）、いい子だ。

ということで、生まれたての赤ちゃんたちは出会いを待っている、ママと向き合う体勢を望んでいる、ということがよく分かった。

後から考えるとバースコーナーだから、この子たちに出会って、ゆっくり関わることができ、そしてさらなる〝先〟を見せていただけることになったのだと（分娩台では到底無理、ゆとりがない）、このようなラッキーに出会えた幸運に喜んでいる。「さらなる先」の話「STS on face 対面カンガルー（通称）」は、これからのお楽しみ（次です）……。

②「出会い」から学んだこと

i 「母子関係」が「作られる」「作られていく」、何か、がある。

ii それは、「生まれた時」から始まっている。

iii それは、「赤ちゃん」にある、「赤ちゃん」からある。

iv それは、「ママ」にとって、簡単、分かりやすいもの。

v 一つの何かは、次の何かに繋がっている。

vi 大切なのは、「赤ちゃん」の「思いを想う」ことなのだと。

「どのママも……」(JJKK)

どのママも
　わが子といい関係に　なることができる
　　これは真実

なぜならば、
　「赤ちゃん」は　関係　を　求めていて

そして、(ママは)

赤ちゃんからの　メッセージ　に
応えるだけ　だから

「母子関係」「作り」に取組む

●「私たちの施設の心得」

私たちの施設は「子育て支援」に取組んでいます。

①私たちの施設の「子育て支援」は「母子関係作り（のお手伝い）」です。

＊「母と子」が始まる「出産施設」では「子育て」や「母子関係作り」のお手伝いが可能です、ぜひお手伝いさせて欲しいと考えています。

②「母子関係作り」成功には「出産施設」での「母子関係」作りへの、できるだけ、早い、多い、「やり取り」を始めることが望まれます。

＊「早い」を始める、とは「早く」終わらせる、ということではありません。

「早く」から関わることを意味します。「暇（ひま）」が掛かることもあります。

「多い」は言葉通りです。手間（てま）が掛かります。

「やり取り」とは「関係」作り、「間（ま）」の取り方です。

「てま・ひま」で「関係・ま」が作られていきます。

③「母子関係作り」に最も有用、有効なのは「母乳育児」です。

＊「早い：早期母子接触」「多い：母子同室」「やり取り：応答授乳」は、「母乳育児成功のための10カ条」の第4、7、8条に相応しています。

＊目線を変えてみれば、「10カ条」の柱である、第4条は「ひま」の、第7条は「てま」の、「第8条」は「ま」の重要性を述べている、とも読めます。

④「生まれた」その時から、さまざまなメッセージ（サーブ、サイン）が赤ちゃんから届きます。

⑤一緒に過ごし、さまざまな「やり取り」を重ねて、「母子関係」が築かれていきます。

＊さまざまなやり取り：注視、声掛け、泣き、抱っこ、おっぱい、微笑みなど。

⑥「母子関係作り」には、（出生直後より、母と子が一緒に過ごすことができる）「いいお産」が望まれます。

⑦「母子関係作り」には、「（いいお産、母乳育児成功のための）妊娠中の準備」も必要です。

⑧「母と子、親と子」の関係作りのために、退院後も引き続きの支援が必要です。

⑨以上の意味で、「妊娠期」から「1歳」頃までの、「親子」「家族」作りへのお手伝いが必要と考えています。

＊1歳までの支援の必要性：0歳の虐待死、加害者は実母が多い（「子どもの虐待」の統計より、P124図⑤・P129図⑥・P132図⑦参照）。

と考え、支援を心がけています。

Ⅰ 「母子関係作り」に取組むとは（２０２０年２月６日）

（１）「母子関係」「作り」の「行程」を「見える化」する、とは

「人、ヒト」の「お産（出産、出生）」が「本人たちの頑張り」と「他者の手助け」を必要、前提とするように、「子育て、育ち」も同じように「頑張りと手助け」が必要であり、この営為は本来あるいは通常、備わっている（常備されている？）はず。しかしながら、現代社会では、埋もれているのか、見えない、見え難い状態となっている。

「見える化」するには、以下の三点は欠かせません。

①母子……可能な限り、「赤ちゃん」を「ママ」の近くに留めること。そうすれば自然に、見つめ合ったり、話し合ったりのやり取りが始まっていく。

②妨げるもの……現代社会の、施設分娩では、いくつもの妨げるものがある。「母子関係作り」の観点から見直しする必要があるのかもしれない。

母子異室、ミルク育児などの施設の体制は「母子分離」をもたらす。

タイパ・コスパ優先の社会通念も「母子の繋がり」を難しくさせる。

③援助……「見える化」とは、施設やスタッフのお手伝い、応援のこと。

「赤ちゃん」のサインへの「ママ」の「気づき」を支え、対象化すること、「やり取り―関係作り」の「行程」を見守ることである。

(2)「母子関係作り」に取組む、経緯

2012年7月から、ランダムに試みられてきた「対面カンガルー」を「定型化」し、その後の「母子関係作り」の「行程」を整理し、その結果を退院時にアンケート調査（遅くなってしまったが、2020年2月6日から）していくという挑戦的なプログラムに取り組むことになった（現在も進行中）。

＊心構えとしてはチャレンジャーですが、実態は埋もれていた「行程」を掘り起こすだけです。

生まれた赤ちゃんを、ママと対面させるという試みは、ママと赤ちゃんを（いわゆる）対面させる（トップへビーにする）必要があり、ケースにより時間差は出るが、産後処置終了後から試みている（出生後からの開始時間を重要視していない、あえて言うなら、数〜数10分後となる）。というのは、対面させるにはママの体を約90度近くに起こす必要があるからだ（出産直後、90度近くにママの体を起こすと、縫合などの産後処置ができない）。ケースで開始時間の差が出てしまうのは仕方がない、多分、大きな問題ではないと考えている。

取り組み開始まで約7年半もかかったのは、出生直後間もなくに母が座ってわが子に向き合う体勢は誰も試みていなかったからだ、世界中で。だからランダムで始めて、保温、呼吸など児の状態、ママや家族の意見などの様子を見ることとした、そのような時間を必要とした（言い訳だが、時間をか

けて、準備した、そしてやはり取り組まねばならないと決意した）ということだ。

なおこの「対面カンガルー」に取り組むことができるのは、何といっても「バース コーナー」のおかげである。分娩台では、母子ともに不安定で、危険を伴うが、バースコーナーだとママから滑り落ちても約10cm、何といっても本人が、家族が寛ぐ、そして本人が寛ぐと赤ちゃんも寛ぐようである。

(3)「母子」の「関係作り」へ進む「きっかけ（トリガー）」となる要因

内的なものは「原始反射」「感覚器」、外的なものは「ママや環境」がある。
i 「原始反射」：探索行動（サインやサーブ breast crawling）、吸着・吸啜反射
ii 「感覚器」：脳の発達（注）、感覚器、無様式知覚（D・N・スターン、上記）

（注）「脳は順次発達、習い事には適齢期」（瀧靖之　東北大学加齢医学研究所　2024年2月21日朝日新聞より）
脳は後ろから前に向かって発達し、（一方）脳の加齢は前から進む。

生後すぐは、ものを見る機能を担う頭の後ろ「後頭葉」が発達。

同じころに音を聞く能力に関わる「側頭葉」も発達。

次に「頭頂葉」（触感をつかさどる「感覚野」や、体の動きをつかさどる「運動野」）が発達。

最後に「前頭葉」が発達、その中でも考えたり、判断したり、コミュニケーションを取ったりする「高次認知機能」を担っている「前頭前野」は最後に発達する。

iii　「ママや環境」：ママの顔・目や声、他の異なる人や音、動き、温冷、空気など、外的な刺激となるもの

これらのトリガーとなる要因の関与についての考察は後に述べる。

Ⅱ　「母子関係」「作り」を「見える化」する

(1)「母子関係」「作り」の「取組み」とは……

「お産」が「施設分娩」となり、他者の手に委ねられて、埋もれてしまっている、「出産」後の「母子関係」が「作られていく」「行程」を単に「見える化」することに過ぎない。実際的には、現われた「赤ちゃん」のサインを「ママ」が気付くよう案内するだけのことで、以下の3点である。

・「出産」「早期母子接触」時・後半に「対面カンガルー」に取り組む。
・「赤ちゃん」からの「サイン＝サーブ」に気付くよう、後押しする。
・退院時に「母子関係アンケート」記入をお願いする。

いくつか「母子関係作り」を妨げるものがあるが、難しいことではない、新しい試みではなく、元に戻す試みと考えている。

（2）「母子関係」「作り」に係る「サイン＝サーブ」

「出生直後」と「数日間」に見られる（赤ちゃんから発せられる）「サイン」には、「注視する」「泣く」「早めの空腹のサイン」「微笑み」がある。

「サイン」は「赤ちゃん」から発せられ（サーブ—HCDC）、「ママ」のリターンが期待されている（＊HCDC……ハーバード子ども発達センター）。

「サイン」には発現する順序がある（と筆者は考えている、後述）。

援助者の役割：「これだよ」とか、「今だよ」とか、「赤ちゃん」たちの表情やしぐさに、「ママ」たちが何となく気付いた時やいぶかしがった時、それを指し示したり、少しだけ後押ししたり、するだけである。

（3）「母子関係」「作り」の行程

「母子関係」「作り」は、母と子の「出会いの時期」（行程0）と「やり取りの時期」（行程I〜Ⅳ）をたどっていく。（今、考えている）「母子関係作り（作られる）」の行程は、

- 「行程0」：「生まれた」—「母と子」の「出会い」
- 「行程I」：「母と子」の「やり取り」—「注視—注目」
- 「行程Ⅱ」：「母と子」の「やり取り」—「よく泣く—泣かなくなる」
- 「行程Ⅲ」：「母と子」の「やり取り」—「おっぱい」

・「行程Ⅳ」：「母と子」の「やり取り」―「微笑み」

退院時「アンケート調査」記入も「母子関係作り」を対自化、対象化することで、印象付ける役割を果たすこととなる（アンケート結果報告はＰ１８６図⑩・Ｐ１９４図⑪・Ｐ１９８図⑫・Ｐ２０２図⑬参照）。

Ⅲ「母子関係」が作られる「行程」をたどる

「母と子」の「関係」「作り」の「行程」を、「生まれたとき」からの数日間に限って、時間経過に沿ってまとめようと試みた。対象が赤ちゃんのため、回答の有無で証明したり、数値化や定量化したりすることは不可能だが、母や周囲との「やり取り」による赤ちゃんの反応の有無で評価を試みている。これで『仮の証明』となるのでは、と考えている。

「赤ちゃん」から「ママ」に「サーブ（１ｓｔサーブ）」が来る。

「ママ」は気付き、「リターン」する（応える）。

「赤ちゃん」は「ママ」の「リターン」に気付き、

「赤ちゃん」は「ママ」に「リターン（２ｎｄサーブ）」する。

「ママ」は（この2つめのサーブがあったことに）気付き、

「リターン」する（「やり取り」がなされている）。

↑（ここまで必要、この2往復で「やり取り」の開始が証明された、「やり取り」継続の基礎が築かれたと想

定される、と推察している）

（1）「行程0」：「母と子」が出会う

①とき：「出生直後（早期母子接触・開始時〜前半）」

②ところ：（母子が）触れ合う、対面する「場」を作る

③キーポイント：生まれ出た赤ちゃんの「思い」を想う、その場を準備する

それまでとは異なる世界にたどり着いたこと、新しい出会いが始まっていることに、「赤ちゃん」が気付くことが重要である。

赤ちゃんが最初に驚いたこととは、このたどり着いた、訪れた世界の、これまでと違う異質な静けさであろう。

＊ある意味で、それは誕生時の強烈な頭部への圧迫によって生じた意味不明なパニックと比べて、であり、直前の異様な叫び声や泣き声と比べて、であり、その以前の気づいた時から聞こえる繰り返し音と比べて、である。

そして振り返ることになる。つい今先ほどまであった、あの強烈な、つぶされそうな痛みは何だったのだろうか、突然現れ、どんどんひどくなる、いつになったら終わるのか、もう終わらないのではないか、の狂乱の果て、突然止む。あれはいったい何だったのだろうか。

続いて思い出す、そういえば、あの泣き声は誰が、何があったのだろうか。もしかすると、いや、今のあれはきっと自分から出たもの、そのような気もする、ような……声が出る、私から出した、そうなのだ、私から声が出る、私が声を出した（……産声だ、そうです……）そして、歓声が聞こえてくる。

そして気がつく。回りを見れば、見渡せば、随分明るい、明るいというのか、いろいろあり、変わる。そして騒がしい、さまざまな音、声、聴いたことがあるようだったり、ないようだったり、どうも違う、違うところに来てしまったように思う。ここはどこなのだろう、何なのだろう、どうなったのだろう……。

そして、なぜかまたあの音、規則的な音が聞こえてくる……安心、安心……これでいいのだろうか、いや、やはり違う、前と違う。

そして……私に……何かが……始まっている……ような……声が聞こえる、先ほどの声、叫び声だったような、歌声だったような……同じ声……が……。

・赤ちゃんの好奇心、探索行動を促し、引出す「こと、もの」があるとするなら、それは変化、小さな変化であろう。静寂の中から、懐かしい音色の響きであったり、見開いた眼前に広がる、突き進むきらめきであったり、そのような感激を赤ちゃんに与えるものがそこにいる、現れている。

・赤ちゃんにさらなる感激を与えるもの、それは何か、誰か。それは、「最高の人、母」しかない。そして、その人は、今、ここに、いる。目の前にいる。これこそ、赤ちゃんにとってメインイベントである。このような目くるめく「出会い」は、人生で最高の瞬間であり、その後思春期まで出会うことはない（「ママ」との「やり取り」は「行程Ⅰ」に記す）。

④「母子」は、どのように出会い、始まるのか～「無様式知覚」で考える

i　生まれて、そしてママのお腹お胸の上で「早期母子・皮膚接触」が始まる。

＊原文は、early skin to skin contact である、これを本邦では「早期母子接触」と訳した。

・直接的な皮膚接触、温かい、丸く包まれる（＝「触覚」）、聞き慣れたママの心音（＝「聴覚」）が聞こえる、（何だか大変だったけど、今は）安心、安心……（安心感）……。

・（でも、何か違うような）（さっきまでと違う）感触の違い（＝「触覚」）がある。明るさ（＝「視覚」）、騒がしい音（＝「聴覚」）、空気感（＝「触覚」）、やっぱり違う、今までと違うところに来たような……。

・「触覚」を中心としたさまざまな、雑多な感覚＝無様式知覚であった中で、違和感、混乱を体験することとなる。

ii　何かが来る、漂って来る、「無様式」が「様式」を目指す。

・今までの曖昧模糊とした原始的な知覚の集合状態の赤ちゃんに向かって、漂ってくる匂い、それは慣れ親しんだママの匂い（＝乳輪のモントゴメリー腺から分泌された匂い、「嗅覚」に移る）。

・安らぎの地はあちらかも、行ってみよう（breast crawling を始める）、目的地に近づく、匂いが強くなる。

・匂いの中心に突き出た部分（乳頭・乳首）が見える（＝「視覚」）、唇に触れる、銜えてみる（口唇反射）、吸ってみる（吸啜反射）（＝「触覚」に戻る）。
・この味は知っているかも、いや少し違うかも、あれ、少し甘いかも（＝「味覚」へ進む）。

「視覚」と「聴覚」の合わさった「ママ」の侵入

吸って、出会った（おっぱいの）味に「満足感、幸福感」に浸っている。産後の処置が終わる、おっぱいも一段落する、そしてメインイベントの「対面カンガルー」に。体勢を変えると新たな事態が始まる。そう、突然、またしても強力な「違和感」の複合体が現れる。ママの声（名前など短い言葉の、繰り返し）、ママの顔（トップヘビー）が同時に赤ちゃんの世界に侵入してくる（この場面を空想してみる）。

「声」（聴覚）と「顔」（視覚）が「ママ」となって、同時に「赤ちゃん」の目前に侵入してきたことで、
・2つの異なる「知覚」があり、独立して、そして合流して現れたこと
・2つの「知覚」が統合された存在として、「ママ」が現れたことになり、その結果、赤ちゃんにとっては、
・（混然としていた）無様式知覚が個別の「様式」を持ち始めることに
・複数（2つ）の知覚「聞く、見る」が独立して、自分にも存在していることを知る
・それぞれの「知覚」を介しての「係わり」を「ママ」を通して始めるようになる。

iii

iv　この「やり取り」始まりの流れに関して少し付け加えておきたい。それは「母と子」の始まりは、「ママ」ではなく「赤ちゃん」からであるということだ。それは、生まれたての赤ちゃんの好奇心・探索行動（「サーブ」（ハーバード子ども発達センター））は最も旺盛であるからだ、そして特徴的なことは、「聴覚」ではなく「視覚」からである。

＊「赤ちゃん」からの「サーブ」は「視覚的」（＝注視）が優位、重要であること、その「サーブ」への「ママ」の「リターン」は目を見て（視覚的）、声掛け（聴覚的）する、が大切である。

こうして、「赤ちゃん」は新たな世界へ踏み出すことになる。

今までの話は「赤ちゃん」の「思い」や「想い」を探る、を試みた。

一方「ママ」の「わが子」体験はこの後の「子育て」に重要である。間違いなく言えることは、「出会う」前と「出会う」後では異なるということだ。想定していた赤ちゃんの顔、感触、匂い、表情、泣き声、ママを見る目、動き、そして自身の思い、気持ち、感情、パートナーの言葉、表情、上の子の顔つき、ばぁばとなった実母の顔、言葉、「ママ」にも何とたくさんの始まりの出会いがある、ということだ（できれば、一つ一つ保存しておきたいものですね……）。そして、このすぐ後に、絶景ポイントが待っている。

⑤「行程0」の「赤ちゃん」「ママ」と〝バトン〟（＊バトン：「やり取り」リレーのキーとなる「係わり」）

i　赤ちゃん：（始まりは）「不安感」より「不思議感」

ii　ママ：「出会い」に出会う

iii　バトンは「出会い」

（2）「行程Ⅰ」：『対面カンガルー』で、母子関係、やり取り」が始まる

①とき：「早期母子接触後半（産後処置終了後）」～「日齢1」

②ところ：（バースコーナー～部屋）（トップヘビー）で「ご対面」（対面カンガルーSTS on face）

③キーポイント：「注視」―「注目」で「意図性」を知り、引き出す

「早期母子接触」の後半、赤ちゃんの「注視」（始まり、サーブ）への、ママの「声掛け」（リターン）で、赤ちゃんの「注目」に至る行程。

「母子関係」の「やり取り」の〝始まり〟である、「行程Ⅰ」の「やり取り」は単発、線様で、肯定的である。

「赤ちゃん」の「注視」という「視覚」のサーブと「ママ」の「声掛け」という「聴覚」のリターンで構成されている。「赤ちゃん」側からは視覚的アプローチのみである。この段階では「母と子」の「知覚」に乖離がある。この乖離が「赤ちゃん」の知覚を発達させるのであろう。

ママも赤ちゃんの「注視」に出会い、「やり取り」の「始まり」を知る。

「注視」で始まる「やり取り」にはフェイル・セーフ・システム（fail safe system）が働いているが、その期間には一定の限界がある。ママの係わりが遅く、その間にその他の、さまざま、濃厚な刺激があると混乱を生じさせる（例えば、新生児室預かり、乳頭混乱のように）か、反応が抑制的となる。

④「母子関係」は「対面」での「やり取り」へ

赤ちゃんの「注視（視覚）」という「サーブ」は、赤ちゃん自身が持って生まれてきたもの（好奇心、探索行動）であるが、「ママ」の「（リターンの）声掛け」によって、「赤ちゃん」は初めて気づく、その（やり取りとしての）意味と効果を知り、（「ママ」という）「相手＝対象」の存在を知る。その出会いに触発され、「（サーブの）注視」の提出が、「注目」へ発展していったに違いない。

「知覚」から見れば、「注視」という「視覚」による「サーブ」が「声掛け」という「聴覚」での「リターン」と、異なって始まることになる。「知覚」上の相違と移行が「赤ちゃん」に認識される、されていくことになる。

赤ちゃんにとってこの「行程Ⅰ」の「成立」とは、「注視」が「注目」へと進むことである。「（赤ちゃんの）注視」に、「（ママが）リターン」することで、（ママが赤ちゃんの）「恣意性」に出会い、気づいたことに、そして（赤ちゃんが自身の）「意図性」に気づいたことになる。さらに「注視」が「注目」に発展することで「意図性」が証明されたことになる。

さらに「（赤ちゃんの）無様式（だった）知覚」が、ママという「顔（視覚）と声（聴覚）」が統合・一

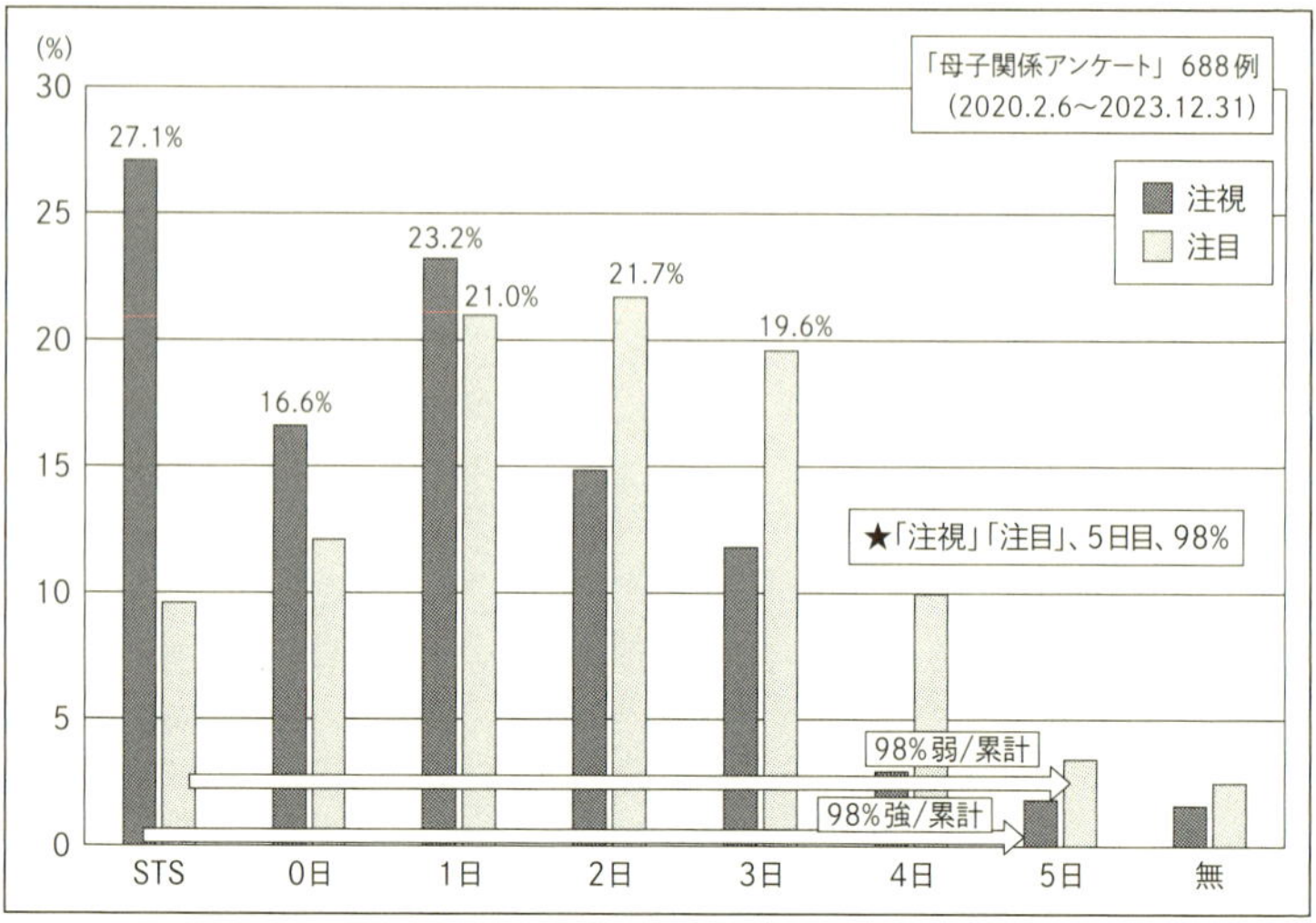

図⑩「母子関係作り」「行程Ⅰ・注視−注目」（当院の退院時「母子関係のアンケート」より作成）

・「注視」はSTS時に最多であった。「注目」は日齢1-3で多かった
・日齢5で、「注視」が98%強、「注目」は98%弱、「ママ」は「やり取り」が始まっていると思っている

体化した存在の参入によって、（赤ちゃんは）「知覚～〝視覚〟と〝聴覚〟」を知る、知った（まだ始まったばかりであるが）ことを、次なる「注目」を提示することによって証明したことにもなる。「視覚」領域によるサーブがママの「聴覚」領域でのリターンとなり、さらに「視覚」領域のリターン（2ndサーブ）と、「やり取り」が進展していく。

一方、ママにとっての「行程Ⅰ」の「成立」とは、赤ちゃんの「注視―注目」を経ることで、赤ちゃんの「やり取り」での「意図性」が見えたことである。赤ちゃんに、〝意図〟がある、何らかの〝思い〟がある、と気づくことだ。

⑤「行程Ⅰ」の「赤ちゃん」「ママ」とバトン（図⑩）

i　赤ちゃん：「注視」から「注目」へ

ii　ママ：「注視」に「抱っこ」「声掛け」で「注目＝やり取り」

iii　バトンは、「抱っこ・声掛け」

（3）「行程Ⅱ」：「やり取り」はネガティブな局面に入る

①とき：「日齢1夜」

②ところ：お部屋（母子同室）・（ママの）腕の中

③キーポイント：「やり取り」はネガティブな「泣き」、ひたすらの「泣き」へ

「日齢1夜」にピークとなる、赤ちゃんの「ひたすらの泣き」への、ママの「ひたすらの抱っこ・おっぱい」で、「泣かなくなる」行程。

聴覚を使う「泣き」での「やり取り」は、シンプル、パワフルで、頻回、連続的な「泣き」は面的となる。

一方ネガティブで、暴力的な「やり取り」の登場は、ママにはクレーマーと感じさせるかもしれないが、「赤ちゃんの思いを知る」「ひたすらの係わりが関係を作る」など、さまざまな利点があり、赤ちゃんも「ひたすら関わってくれるママ（特別な存在）を知る」など、ネガティブであるがゆえの

利点があり、そしてここを乗り越えれば、特別な「関係作り」が始まることになる。そう、「特別な関係」への第一歩なのだ。

「ひたすら」の「泣き」に「ひたすら」の「抱っこ・おっぱい」で「泣かなく」なる。当たり前のことだが、遅くなれば、遅くなるほど、「泣き声」は大きく、長く、多くなり、時間も手間もかかる。

そして間違いなく、夜が明けると、明くる日になると、「泣き」は収まり、寝顔に出会う。

④「母子関係」はネガティブな「やり取り」へ、「泣き」を巡る物語

初めに「泣き」があった。そしてこの「泣き」はその場にいた全ての人に歓迎された。この「泣き」を「産声、第一啼泣」という。もっともその「泣き」が自身から発せられたものと気付くにはしばしの時間を必要とし、そしてそのスキル（泣き方、タイミング、効用）もまだ分かっていなかったに違いない。

その後しばらく、彼（女）は混沌《こんとん》の中にいた。自身が今、どこにいて、どうなっているかはもちろん、自身を表現したり、自身の思いを探ったりはまだまだなく、あるとすればひたすらの不安、というより不明、不思議の世界（警戒心？　この頃はまだ野生の世界にいたのかもしれない）にいる、と感じていたに違いない。まだ自身を表現できずにいた。そう、しばし静寂の世界にいる。その中で「泣く」というツールに気付くのは、早くても数時間後だ。

そうして日齢1夜をピークのひたすらの「泣き」のクール（行程Ⅱ）に入る。「不明、不思議」による弱い「泣き」から（不満か不安か、多分まだ空腹ではない、でも穏やかではない）徐々に強い意思表明

の「泣き」と進んでいく。「発声」できることは、ママとの始まったばかりの「やり取り」で学んだかもしれない。でもあの〝激しい〟「泣き」はどこで知り、使い方を覚えたのであろうか。野生動物では禁忌の「泣き」を「人」の赤ちゃんは、この数時間で、どのようにして取り入れたのだろうか。

この「ひたすらの泣き」に対し、ママは「ひたすらの抱っこ」「ひたすらのおっぱい」で応える、一晩中繰り返す。そして日齢2の朝を迎える。

この「泣き」、「聴覚」を介するアピールは、（「視覚」を介する、と比べ）直接的、頻回（面的へ）、そしてママにとっては、強圧的、攻撃的、暴力的で、クレーマーと感じてしまう。ママの第2の「通過儀礼」でもある。

第1の「陣痛―お産」と同様な（母に厳しい）「通過儀礼」であり、「全ての子を持とうとする女性にあり、他の哺乳動物にはなく人にある」から見て、それなりの〝意味〟がある（必要である）のだと思っている。例えば、「悲喜こもごも」「苦あれば楽あり、楽あれば苦あり」「功罪相半ば」など、「世の中」でネガティブな「生きる」は5分5分にある、ということだ。これをnegative capabilityという、「泣く」は無くするものではなく、乗り越えるものなのだ。

でも考えてみれば、「泣く」子と「泣かれる」ママ、どちらかといえば、「泣いている」わが子の方が辛い、辛い思いをしているのかもしれない、と考える、感じるのはありではないだろうか。

そして「ひたすらの泣き」は、夜明けと少量の乳汁分泌とともに収まる。「泣き」は収まる、必ず収まるのだ。なおこの時期の「泣き」は「空腹、飢え」によるものではないので、明確な乳汁分泌量を必要とするものではないが、せめて味があった方が「泣き」は収まりやすい。量があれば、もちろん〝ハッピー〟だ（「ママ」にとってもハッピーであるが、このような例は多くはない、そしてそれは正規のルートではない）。

「泣き」について、さらなる補足を加えるなら、一般的にこの日齢2以降になると、「泣き」は空腹を意味していくようになる。「泣いて」「おっぱい」は、この後ママの「回避行動」の結果、「早めの空腹のサイン（初期のもの、原始反射）」での「おっぱい」となる（ある意味で、ママの「回避行動」を引き出すためにも赤ちゃんの「ひたすらの泣き」は必要なのであろう）。

「おっぱい」の「やり取り」が「空腹のサイン」によるものとなり、「やり取り」のツールとしての「泣き」の役割は軽減するが、（ある意味で、この後は）より高次な「駆け引き」のツールとして使われていく（あるいは、赤ちゃんは学習して、使っていく）。

「母子」の「始まり」の時期での「泣き」というネガティブなツールの登場は、「母（となるの）」に大変なハードワークを必要とするという意味（negative capability）を与えるが、その行いによって、赤ちゃんは「母（専属として、関わってくれる存在）」を知ること（識別というより区別？）ができ、そしてママは自身が「必要とされている存在」であることを知ることになる。

⑤「泣き」を時系列で整理する（笠じぃ仮説）

産声（第一啼泣）：多分、彼、彼女にとって、立ち会った人々に、感動と喜び、拍手・喝采、をもたらす、人生で唯一、歓迎される「泣き」であろう。

不穏の泣き：その後しばらく、彼らは泣かない。まるで息を潜めているように静かである。しかし泣きが始まる、間違いなく。始まった泣きは、徐々にグレードアップしていく、日齢1夜に向かって（アンケート結果では、75%の母が夜を、中でも日齢1が最強と訴えている）エスカレートしていく。この時の「泣き」は「空腹」か？　いや、多分「空腹」ではなく、「不確かさ、不穏」で泣いているのではないだろうか、この不明な世界に対して、これからの人生（少しオーバーですが）に関して、不確かさを感じているのでは、と（事実はともかく、その「泣き」に「ママ」が「空腹かも？」と感じること、感じさせていることには意味がある）。（もちろん、「脱水」による違和感の可能性も否定できないが）。「赤ちゃん」たちが感じている違和感、不安感は、（私たちは）推し測ることしかできないが、目の前の見えない世界によるものの圧の方が大きいのではないかと。たとえ「ママ」がいても、まだまだ「関係」は途上だから、と思う。

空腹のサイン‥「ママ」は、そして周りの人々は、「泣いて」いるのは、お腹が空いて、と思い、「おっぱい」に誘う。出ないかもしれないが、取りあえず、「泣いて、おっぱい」に取組む、泣いている原因はともかく、他に術（すべ）がないから、である。このシステム、「泣いて」―「抱っこ」―「おっぱい」は、実のところ、「空腹」の前段階、「不穏」の時期から、機能し始めている。「ママ」自身区別がついていない、（言わば）取りあえず、「おっぱい」で、ということである。「ママ」的には、「赤ちゃん」は「不安・不穏」なのか「空腹」なのか、区別がついていない。「ママ」自身が「不安」であり、他に「泣き」への〝対抗手段〟を持たないからだ。このことは、結果的には、3つ+1つの利点を生む。1つ目は、頻回の「泣いて」「おっぱい」は「乳汁分泌」を促すこと、2つ目は結果的に「泣き」を抑えることになること、3つ目として繰り返しの「泣いて」「おっぱい」は

「泣き」という「遅めの空腹のサイン」に先行する「早めの空腹のサイン」と「出会い」、「やり取り」の道を見出すことになること、である。そして、ご褒美として、わが子の安らかな「寝顔」と笑顔」と自らの安らぎを得ることになる。

「やり取り」としての「泣き」、しかしながら、事態はこれで終わるわけではない。「母と子」の「やり取り」は始まったばかりである。「泣き」という「やり取り」、アピールのツールを知り、獲得した「赤ちゃん」は、そのテクニックを行使し、さらなる発展を目指す、そのように「母子」の「やり取り」を拡大、深化させていく、そのようにして「母と子」は成長していく。

『泣く赤ちゃん、には』（ＪＪＫＫ）

赤ちゃんの「ひたすら」「泣く」には
　ママの「ひたすら」「抱っこ・声掛け」と
「ひたすら」「おっぱい」です
それでも「泣く」時も、やはり
「ひたすら」の「抱っこ・声掛け」「おっぱい」です
「泣き」止むまで続けます

パパは赤ちゃんの「泣き」には
「ひたすら」「抱っこ・声掛け」です
それでも「泣き」ます
やはり、「ひたすら」の「抱っこ・声掛け」です
これしかありません、「おっぱい」がありません
不利です
でもママにとってもパパにとっても、大切なのは
実は、「抱っこ・声掛け」「おっぱい」ではありません
この「ひたすら」なのです

「赤ちゃん」にとっても、「ママ」とのひたすらに意味があり、それには「ママ」のひたすらが必要となる。「ママ」からのリターン、「抱っこ」「声掛け」「おっぱい」での「やり取り」、ひたすらの「やり取り」が、「母子関係」を「作り」、「赤ちゃん」の「人間関係」「作り」の基本となり、さまざまな「関係作り」の基礎となるのではないか。「ママ」のひたすらが「基本的信頼関係」を作る、と思っている。

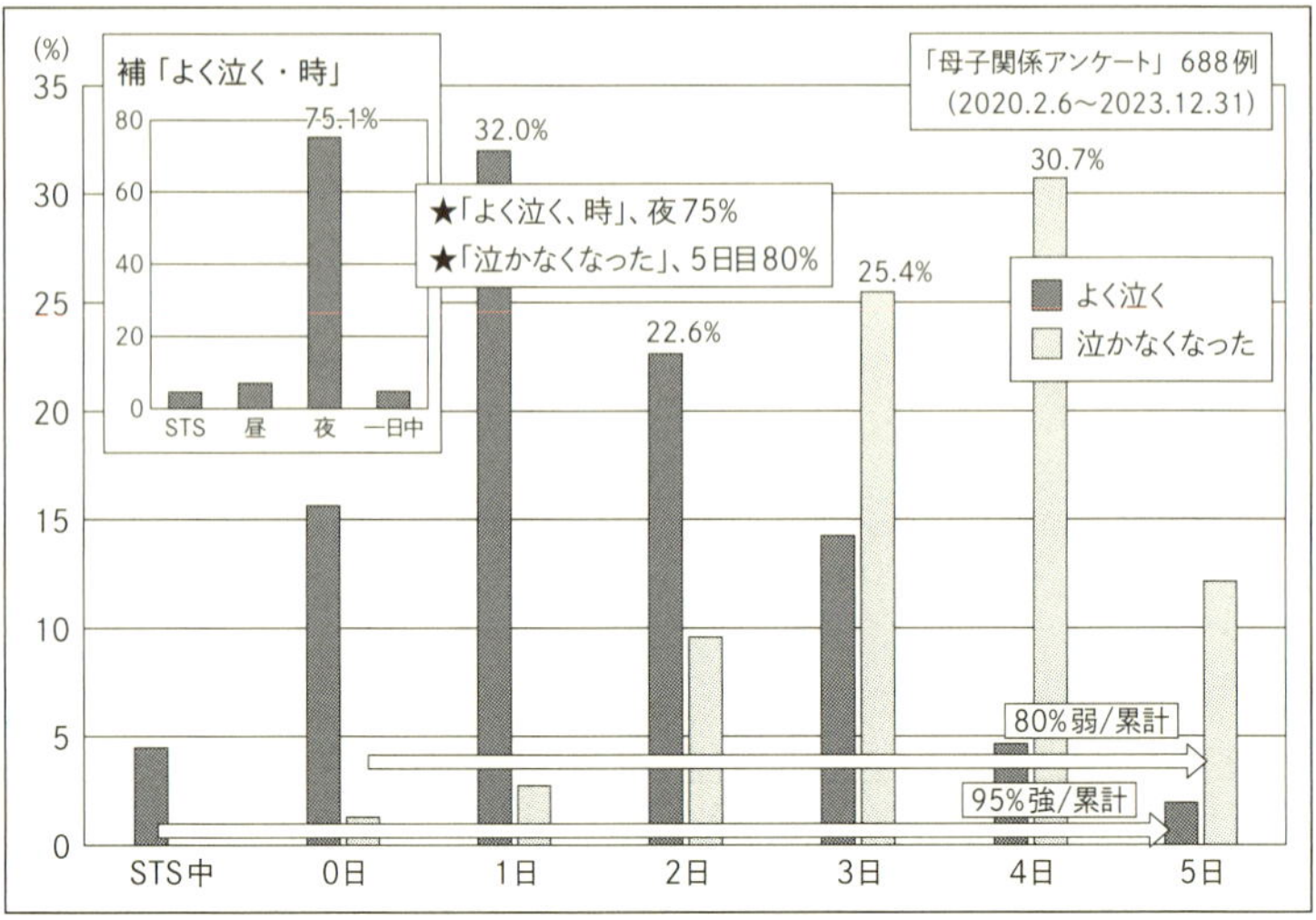

図⑪「母子関係作り」「行程Ⅱ・よく泣く−泣かなくなった」（当院の退院時「母子関係のアンケート」より作成）

・「夜」に「よく泣く」と75%が思い、特に日齢1夜が最もハードと感じている
・「泣かなくなった」は日齢3-4に増加
・日齢5で、95%が「よく泣く」体験をしたが、「泣かなくなった」体験は80%であった

⑥「行程Ⅱ」の「赤ちゃん」「ママ」とバトン（図⑪）

i　赤ちゃん：（不安で）「よく泣く」が「泣かなくなる」へ。「ママ」の「ひたすら」の抱っこ・おっぱいで「ママ」を知る。

ii　ママ：「ひたすら」の「抱っこ」「おっぱい」「ママ」は「ひたすら」を知り、「ひたすら」が「ママ」を作る。

iii　バトンは、「抱っこ・おっぱい」

（４）「行程Ⅲ」：「おっぱい」という「物質的」な「やり取り」へ進む

①とき：「日齢２～３」

②ところ：お部屋（母子同室）～コットよりベッド、ベッドより（ママの）腕の中

③キーポイント：「やり取り」は「早めの空腹のサイン」で「おっぱい」という物質的な、頻回だが規則的かつ定型的（＝原始反射である、「（初期の）「早めの空腹のサイン」（注））な「やり取り」に進む。

（注）早めの空腹のサイン：発現順に分類。初期は原始反射（筆者仮説、再掲）
・「初期」：「おっぱいを吸うように口を動かす、チュバチュバする」
「手を口に持ってくる、時に指、手を吸う」
「口を開け、突出し、首を振り、おっぱいを探す」
・「中期」：「まるで目で合図を送るように、素早く目を動かす」
「口や舌で、おっぱいを吸う時のような音をたてる」
・「後期」：「口を開け、顎を上げ、おっぱいを待つ」
「抱かれると、おっぱいの方を向く」
・「安定期」：「〝クー〟とか〝ハー〟とかいうような柔らかい声を出す」
「〝あう〟と声を出して母を呼ぶ、泣かずに待てる」
・「遅めの空腹のサイン」：「むずかる、不機嫌になる、泣く」

「空腹」による「泣き」への回答は即物的（＝母乳分泌）である必要がある。この時期の「泣き」には量的な「おっぱい」が必要である。とはいってもこの時期の新生児の胃のサイズはアンズ大なので、多量である必要はない、少量、頻回でいい。

母親の（「行程Ⅱ」の延長としての）回避行動の結果、「泣き」というサーブ（泣いておっぱい）での「関わり」は「初期（原始反射）→中期→さまざまなサイン」に基づく「おっぱい」の「やり取り」へと進化・深化し、拡大し、母子関係に安定、安心をもたらす。

④「母子関係」は「初期」の「早めの空腹のサイン」で始める

「おっぱい」の「やり取り」、「授乳・哺乳」は多くの母親に受け入れられていて、今のところ、わが国での妊娠中のほとんどの母親はわが子へは母乳をあげたい、母乳で育てたいと答えている。

しかしながら、いくつかの不安材料もある。東南アジアのいくつかの国では夫・パートナーに平等な育児を担わせる目的で、母乳を搾って哺乳瓶で（夜間、夫が）搾母乳を与えるや「混合栄養」が増加しているとか、女性の社会参加のため出産直後入院中に乳汁分泌抑制剤使用例も少なくないと聞く。わが国でも夜間の授乳を夫・パートナーへの分担を予定したいとの考えも聞こえてきている。

「子育て」への「役割分担」いかんについてはともかく、生まれたての「赤ちゃん」たちが必要としているのは、「ママ」であり、「ママのおっぱい」である。この意味で、出生時からの「ママ」との「関係作り」、言い換えれば、「ママ」との「関係作り」を「おっぱい」で、「早めの空腹のサイン」で取り組むことが大切となる。この「おっぱい」をツールとしての「関係作り」成功に大きな役割を占めているのは、「ママ」ではなく、実のところ「出産施設」とそのスタッフである（話を絞れば、スタッフの支援である）。

私たちの施設でのアンケート結果によると、赤ちゃんが発する（サーブ）「早めの空腹のサイン」で「始まり」の頃に使われる「サイン」は、原始反射である「初期」のサイン（以下の3つ）がほとんどであった。

・「おっぱいを吸うように口を動かす、チュバチュバする」
・「手を口に持ってくる、時に手や指を吸う」
・「口を開け、突出し、首を振り、おっぱいを探す」

「おっぱいサイン」、始まりはこの「初期の原始反射」が7割を占めるが、サインによる「やり取り」が定着する日齢4〜では9割の母子はさまざまなサインで「授乳―哺乳」をしている（反対に、約1割は「サイン」での授乳をまだ会得していない）。

この「行程Ⅲ」のポイントは、「泣いておっぱい」の「赤ちゃん」から「初期」3つ（いずれか）の「早めの空腹のサイン」を見出し、授乳する、をいかにお手伝いできるか、である（その意味ではシンプルである）。

単純化した方式で言えば、その結果が、「適切な吸着・吸啜」→「乳房緊満」→「乳汁分泌」→「児体重増加」をもたらす。

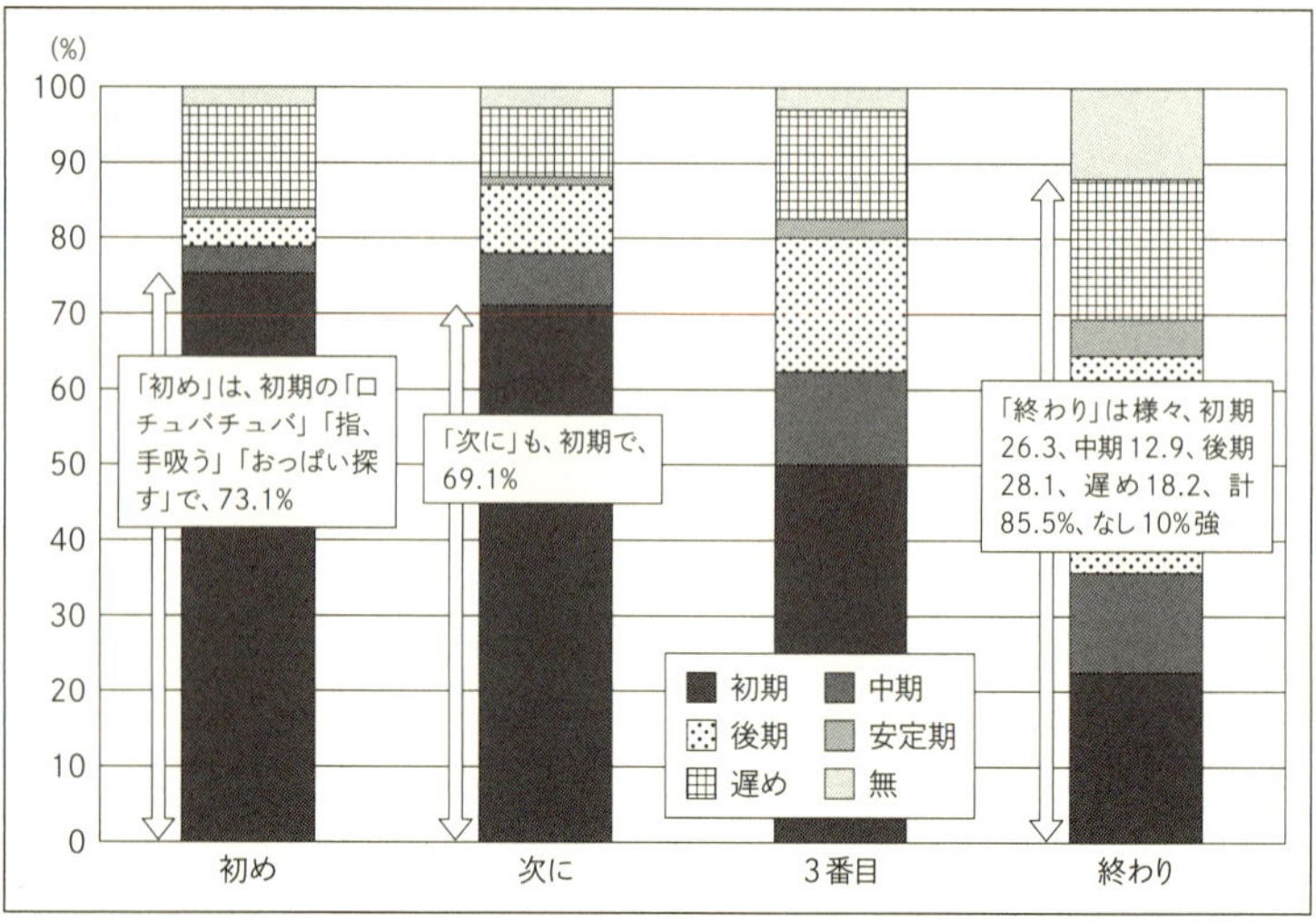

図⑫「母子関係作り」「行程Ⅲ・早めの空腹のサイン」（当院の退院時「母子関係のアンケート」より作成）

・「初め〜終わり」は母親たちの印象である。「初期〜遅め」の区分は本文中をご参照ください。
・「やり取り」の「始まり」は70〜75%、「初期」の「早めの空腹のサイン」（原始反射）で始まっている。
・その後は、学習で獲得した「中期〜後期」や「遅め」の「空腹のサイン」で「授乳－哺乳」がなされている。
・サイン、なしは12%ある。

⑤「行程Ⅲ」の「赤ちゃん」「ママ」とバトン（図⑫）

i　赤ちゃん：（空腹で）「泣く」から「欲しがるサイン」で「おっぱい」へ。

ii　ママ：「おっぱい」「サイン」で授乳→「乳汁分泌量」増加。

iii　バトンは「おっぱい」の「やり取り」。

（5）「行程Ⅳ」：わが子との「やり取り」が面白くなる、嬉しくなる

①とき：「日齢（3）4〜5」

②ところ：お部屋（母子同室）〜コットより、ベッドより、（ママの）腕の中

③キーポイント：「やり取り」が広がり、深まる

赤ちゃんの「目線、目力」「表情」「好奇心」「思い」が変わる、が見える。

・「質」が変わる：「おっぱい」（物）から「好奇心」「微笑み」（心）に

・「対象」が変わる：「ママ」（のみ）から「他の人、もの」

・「量」が変わる：多方向、全面的、重層的、1日中へ

ママの「子育て」が拡大し、多忙となるが、わが子との交流が始まり、面白くなる。負担が喜びとなり、自信となる。

④「母子関係」の目標は、赤ちゃんの「好奇心」を引出し、育てること、その特性をわが子に見出すこと

i　「微笑み」として芽生えた、わが子の「好奇心」が見える。

ii　わが子が感じた、持った「興味」の意味が分かり、愛おしく思う。

iii　わが子の「思い」に係わる（見出し、育てる）ことができる喜びがある。
iv　わが子の「特性」（らしさ）を知る、見つける。
v　わが子にはわが子なりの個性があり、私流の子育てができそうに思う。
vi　「赤ちゃん」は少しずつ「わが子」となっていく。

⑤「微笑み」を整理する

出生後間もなく現れる「新生児微笑」は、たとえ生理的なものであったとしても、ママに「赤ちゃん」を「わが子」と感じさせる、より近しい、母性的な感情（母性性）を目覚めさせる役割を担う。事実は錯覚かもしれないが。

この「新生児微笑」、「微笑み」による外交は、「注視―注目」や「よく泣く―泣かなくなった」「おっぱい」などの「ママ」との濃厚な「係わり」を経ることによって、「微笑み」が他者との関わりという意味では一時的にトーン・ダウン（少なくとも、ママ以外の他者とのアクセス～は目を合わせる～窓口は閉鎖される）したかのように見える。しかしこの内実は「ママ」との「係わり―やり取り」が深く、濃く、集中していくというポジティブな意味であった。そのような時期となった。

この後、（筆者が経験する）「社会的微笑（と似る）」はしばしば日齢4～5に出会う。「新生児微笑」とは異なり、「赤ちゃん」は明らかに目覚めていて、ママを超え他者にも微笑みかけ、好奇心旺盛に見えるようになっている。この「赤ちゃん」は「おっぱい」の「やり取り」で十分な満足、満腹を得ているように見える。明らかに私（筆者）に向かって、「微笑んでいる」というより「笑っている」、この世を楽しんでいる、出合いを喜んでいるように見える。「ママ」以外の周りに喜びをもたらすという意味で「社会的」でさえある。

もっとも、この「微笑み」、「ママ」的には、その後何度も裏切られていく。つまり、今笑っていたと思ったら、すぐ泣く、などを繰り返す。関わりの「成立」と「不成立」を繰り返す。自信が何度も崩されていく。錯覚だったのか、と落ち込む。そしてまた新たな「微笑み」に出会う。上書き保存される、あの「微笑み」は違ったのだ、と。それでもこのつかの間の、泡沫の「微笑み」で「ママ」を続けていけた、と振り返って話す「ママ」も多い。そして振り返れば、随分「関わり」が深まっている。

産科医が出会う「微笑」には、赤ちゃん、「2カ月（2カ月健診で出会う）」の乳児の「社会的微笑」がある。彼らは、明らかにそして高らかに、うれしそうに笑っている。私を見て、日を合わせようとして、笑ってくれる。

⑥「好奇心」が「間主観性」を育む

赤ちゃんの「微笑み」は、おそらく新しい「出会い」への納得ではないか、それは「好奇心」の成立を意味しているのだと、思う。

赤ちゃん側の、側からの「好奇心」のサイン、メッセージは、ママからの何らかの、たとえ不鮮明、不明確（ポジティブであることが望ましいが）であろうと、リターンの提示があったことになる。

赤ちゃん―ママ間で、この不透明なやり取りが交わされ、特に赤ちゃんの「主観」は形作られて

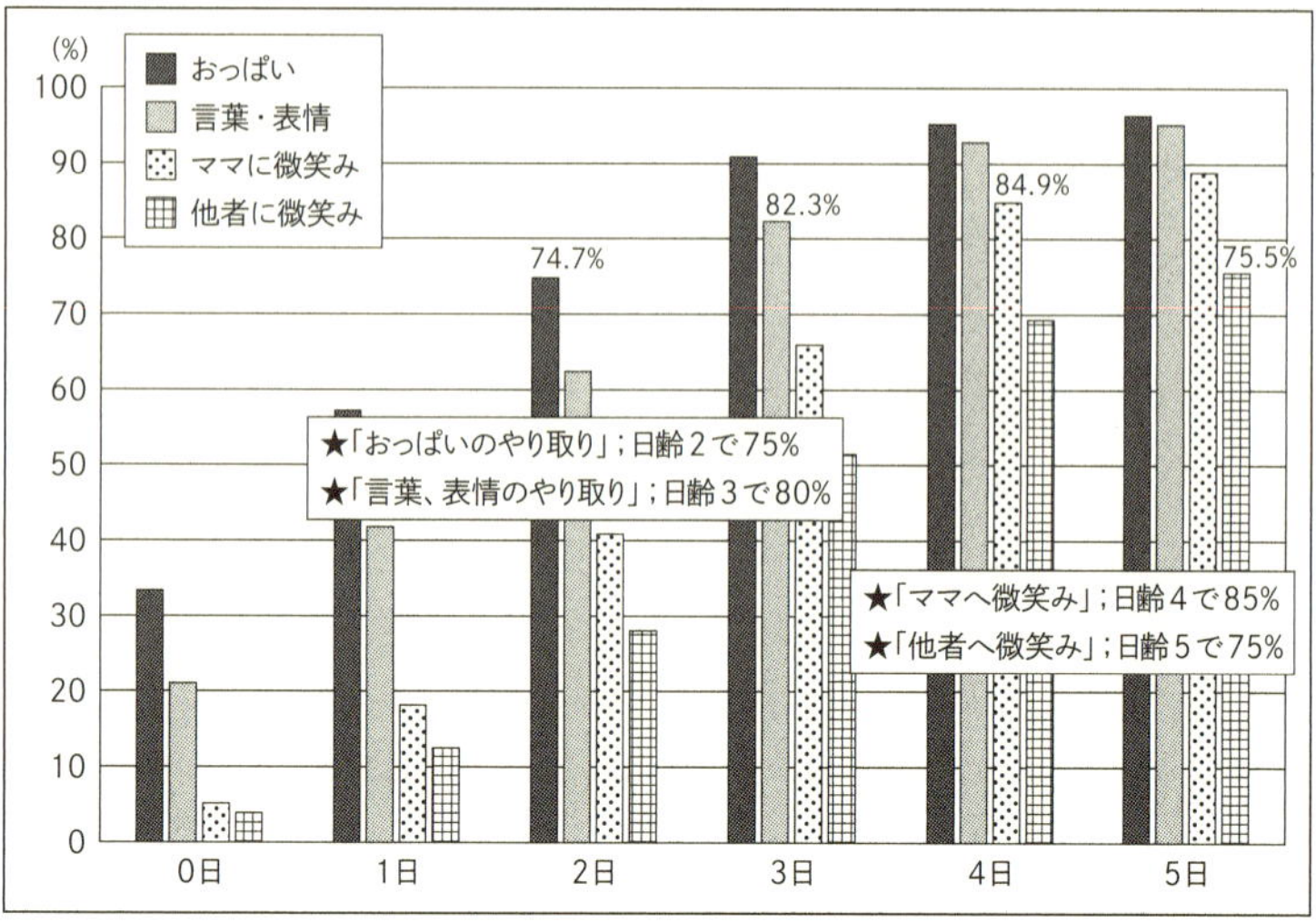

図⑬「母子関係作り」「行程Ⅳ・やり取り（累計）」（当院の退院時「母子関係のアンケート」より作成）

・「やり取り」、「おっぱい」は日齢２で75％弱、「全般」は日齢３で80％強、受け入れている。

・「微笑み・好奇心」は、初めは余り現われていなかったが、日齢４には「ママ」に85％、「他者」にも日齢５に75％まで進んでいる。

いくのであろう。

⑦「行程Ⅳ」の「赤ちゃん」「ママ」とバトン（図⑬）

i 赤ちゃん‥「好奇心」が深まり、広がる、「ママ→他者、物」

ii ママ‥「わが子が育つ」→「わが子を育てる」

iii バトンは「やり取り」の広がり、深まりへ

Ⅳ 「母子関係作り」の「行程」についての中間総括

(1)「母子関係」が「作られる」「行程」、総論として

①「出産直後」から「母子関係」が作られる「行程」は存在する。
「母と子」が出会い、一緒にいて、「サーブ・リターン」の「やり取り」が始まれば、自然と「関係」が作られていく。
②その「出会い―関係作り」の「行程」は5つの階層に分かれ、順に繋がっている。
③各「行程」は「赤ちゃん」によって準備されていて(サーブ)、「ママ」が応える(リターン)ことで自然に進む。
④その「行程」はまるで人生の縮図のようで、「出会い・やり取り」の始まりは線的、「肯定的」、時が経ち、面的、「否定的」となり、その後立体的、「物質的」な「やり取り」を経て、「心理的」な「関係作り」と進む。

(2)「母子関係作り」の「取組み」、そのポイントは……(笠じぃ仮説)

①「母子関係作り」を復活させる「取組み」を提起すること
「施設分娩」「母子分離」などさまざまな要因で埋もれ、見えなくなっている、その「出来事」や「行程」を「見える化」させるには、赤ちゃんから提出されたサインに気づくよう誘導した

り、赤ちゃんのサインに気づいた母親を肯定的そして恣意的に評価したりすることである。

②この「行程」の「見える化」とは

「見える化」とは、「関係が作られる」「行程」が「母」に見える、「子（赤ちゃん）」に見えるということ、そして相互に「相手」が見えるということ、そして「母と子」で「やり取り」が進むということ、である。

③「行程」は「出会い（行程0）」で始まり、「やり取り（行程I〜IV）」を進む

「行程0」は、赤ちゃんが母を含むこの世界との「出会い」の時であり、「無様式知覚」から「知覚」に「様式」があることに気づいていくときでもある。「行程I〜IV」は、その出会いが「母」との「視覚・聴覚」に集中、反復することで「やり取り」を発展させていく時でもある。

④行程の到達・達成

その「行程」の到達・達成を、「0：早期母子接触・前期〜この世界、私のママとの出会い」、「I：早期母子接触・後期（対面カンガルー）―日齢1〜注視―注目」、「II：日齢1夜〜よく泣く―泣かなくなった」、「III：日齢2-3〜おっぱいサイン（初期の―様々な）」、「IV：日齢4-5〜微笑み・やり取り」と整理した。このような道筋で「母子関係」が築かれ、深まっていく、と考えている。

⑤重要な行程

それぞれの「行程」は順に繋がり、発展していくが、中でも重要な「行程」は始まりの「行程0、早期母子接触」―そのような場が設定されること―と、「行程Ⅰ、（対面カンガルーで）注視―注目」―母子双方が「母子間」にやり取りがあることを知ること―である。

⑥「母子関係」を「見える化」することで、「母と子」、「母子関係」が育つ

「母と子（お互い）」の「出会い」「やり取り」の気付きを「見える化」することで、その（自身の、相手の）「意味」「意図」を対象化でき、それぞれの「育ち」を支えることができる。

「母子関係作り」は、その後の、他の「関係作り」と同様に、というか予行演習のように、間違いと失敗、勘違いと錯覚の繰り返しで進んでいく、言い換えれば、「上書き保存」されながら関係が作られていくのだ。

補　「母子関係」「作り」を妨げるもの

1　「お産」は「出産施設」によって「母子関係」は変化した

戦後、「お産」の歴史には大小2回の変化があった。

（1）大きな変化、「自宅出産が施設分娩となった」こと

①1960年代：「施設分娩」となって、分娩台・砕石位、医療介入（薬剤―誘発・促進、吸引・鉗子分娩、手術―会陰切開、帝王切開）、母子異室・新生児室、人工乳・哺乳ビン授乳と、お産と産後に関する全て、人、物、方式、場が変わった。

②1975〜95年：「母親力」復権を目指す〜母親・両親教室、出産準備訓練、立ち会い、いいお産・自然出産、母乳育児、早期母子接触、母子同室〜試み「施設分娩」となって、失ったもの〜親子、家族の「関係作り」〜に気付き、それを取り戻す試みがなされた。これらの試み、取り組みは、十分な広がり、深まりを得ることにはならなかったが、医療（者）・母親間の信頼感は保持できていた。

（2）小さな変化、「妊娠・お産は分娩＝医療となった」が起こった

①2004〜6年に2つの事件（福島県立大野病院、奈良大淀町立病院）があった。その結果、「産科医療」の世界で、「集約化、重点化」（周産期（総合、地域）センター、オープン・セミオープン）、「分業化、経済化」（妊婦健康診査受診券、産科医療補償制度、出産育児一時金）が始まった。薬剤、検査、手術などが保険点数で換算できる他科に比し、妊婦健診、分娩（難産をどのように定義、評価するのか）、産後（適正な入院期間は？）という抽象的、包括的、非化学的な「産科医療」に経済効率や危機管理など資本の論理が導入されることになる。

②2005年〜現在、「産科医療」の「集約化、重点化」「産業化」がもたらしたもの
・「産科病棟」から「子育て、子育て支援」が切り離された。
・「（病院）出産」では「助産（産婦を助ける、お産を助ける）」は2次的となる。
・「妊婦健診受診券」「出産一時金」など「産科医療」が〝経済性〟という論理で切り取られていくようになる。

全ての「妊娠・出産」には異常の可能性、危険性がある（「ある」ということは「すべき」ということではないのだが……）、それ故（病院の）「産科医療」の主要な役割は、「妊娠、出産」の異常を早期発見、早期治療（医療介入）することと考えられている。「経済性」で換算できない、「お産を支える（自然出産、助産）」はやや位が低く、「子育てを支える」「母子関係作り」はさらに下位となっている。

小さな変化と見られたが、母親たちの変化と相まって、母親たちの信頼は「人、助産者」から遠ざかり、見えるもの（数的、物的）に向かっていった。

2　「母親たち」に潜むもの

(1)「Geno gram（家族関係図）」・「成育歴」から見えるもの

①「家族」の中身が崩壊：「シングル」「再婚」「虐待（心理的・ネグレクト・身体的・性的）」
②「家族」の形態が縮小：「少産少子」「核家族」「共働き」「単身赴任」
③「地域」の関係が疎遠：「孤独・孤立」「引きこもり・不登校」「SNS、ゲーマー、

マッチング・アプリ」「東京一極集中」

総じて、「出会い」や「関係作り」の体験を積んでいない子どもたちが大人になり、「わが子」との「関係」を始めることになっている。

（2）「コスパ・タイパ～早く、楽に」時代の「母親たち」

・「てま・ひま」を忌避することで「ま」を失う。

～「労力」と「時間」を掛けないことで「関係」が作られていかなくなっている。

・「てま、ひま」をかけずに結果を得ようとする（利便性、成果主義）。

～「成果」を求めるのは間違いではないが、〃（成果が）得られない〃も間違いではない。

「生きる」には「てま・ひま」がかかる、そのことを経験せず、「てま・ひま」がかかることは間違いであるとの認識となり、「てま・ひま」をかけて作られる「ま」の喜びを知らない生き方となっている。

（3）「妨げるもの」の中で、「母子関係」作りの「見える化」を進める

「施設」の「お産」後の「母子関係作り」は（上記のように）妨げられている。

①目の前に広がる安易な道は、「母子関係作り」を妨げるものである。

・求める〃答〃は「関係を作る」こと、「関係を作ろう」と「やり取り」すること。

②妨げるものが存在していることを受け入れること。

・妨げるものは乗り越えるもの、その存在には意味があり、忌避すべきでない。
③「見える化」には、妨げるものの中で「見る」「聞く」「想う」を養うこと。
・妨げるものの中で「待つ」ことによって、求めているものが見えてくる。
④「母と子」に「寄り添う」こと、「気づき」を「支える」こと。
・私たちの役割は、その「関係作り」への「やり取り」を「支援」すること。

Ⅴ　退院時の「母子関係アンケート」などから見えること

グラフを参照してほしい。

「退院時の母子関係アンケート」（P186図⑩・P194図⑪・P198図⑫・P202図⑬参照）

●「行程Ⅰ」：「注視」―「注目」（P186図⑩参照）
・「注視」はSTS時に最多であった。「注目」は日齢1～3で多かった。
・日齢5で、「注視」が98％強、「注目」は98％弱、「ママ」は「やり取り」が始まっていると思っている。

●「行程Ⅱ」：「よく泣く」―「泣かなくなった」（P194図⑪参照）
・「よく泣く」：「夜」75％、日齢1が30％強→日齢1夜が最もハード

・「泣かなくなった」：日齢3〜4に増加
・日齢5：「よく泣く」体験95％、「泣かなくなった」体験80％

●「行程Ⅲ」：「早めの空腹のサイン」（P198 図⑫参照）
・始まり：「早めの空腹のサイン・初期」（原始反射）70〜75％
・その後：学習で獲得した「中期〜後期」や「遅め」の「空腹のサイン」
・サイン・なし：12％あり

●「行程Ⅳ」：「微笑みなど、やり取り」（P202 図⑬参照）
・やり取り：「おっぱい」―日齢2で75％弱、「全般」―日齢3で80％強
・「微笑み・好奇心」：初め―余り現われていなかったが、日齢4―「ママ」に85％、日齢5―「他者」に75％まで進んでいる。

●「EPDS（エジンバラうつ病スコア）」：取組み前後の比較（P211 図⑭参照）
・「平均値」：「取組み後」は「2カ月」に向け、順調な低下を示した。
・「（9点以上の）高値群」：「2週間」と「2カ月」で大幅な減少。

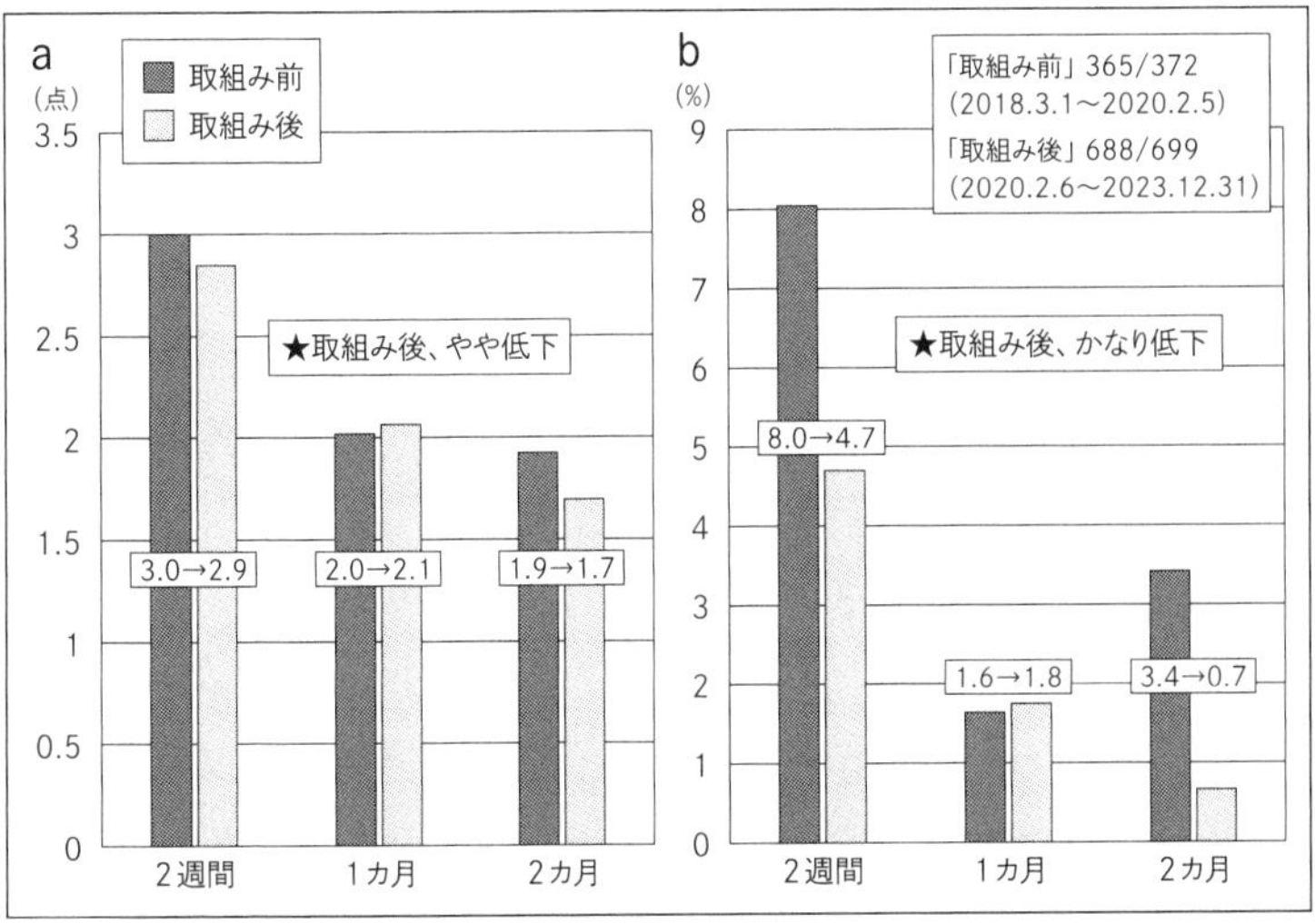

図⑭ a「EPDS・平均値」、b「EPDS・高値群（9≦）」（当院のデータ）

・EPDSの「平均値」、「取組み後」は「2カ月」に向け、順調な低下を示した
・EPDSの「（9点以上の）高値群」、「取組み後」は、退院後間もない「2週間」と退院後自宅での育児が始まった「2カ月」で大幅な減少が見られた

「母子関係作り」を考える

Ⅰ 「母子関係作り」の取組みから見えてきたこと

（1）私たち周産期の医療者の前で、「母子」「関係作り」が始まっていく

①赤ちゃんにとって：「赤ちゃん」は「生きること」の「始まり」を始める

「赤ちゃん」は、「関係作り」を「生まれてすぐ」「ママ」と始めることになる。難しく見えるが、「生まれてすぐ」「ママ」と「関係作り」を始めることは可能である。分離や介入がなければそこには「ママ」しかいない、目の前に見えるのは「ママ」だけだからであり、そして「ママ」も「あなた、赤ちゃん」に興味津々で、「やり取り」をしたいと思っているから、である。

「私、赤ちゃん」には何もない、何もできない、何をしたいかも分からない、だから「やり取り」を始めることは難しい、のではないかと（だから、ママがしっかりしなくてはならない）、と思われているかもしれない。でも（考え方によっては）あなた、赤ちゃんは白紙だから、（ママから）「関わられる」ことは難しくない、やさしいはず（先入観がない、何事にも新鮮ということ）である。

ところで、実際の「私、赤ちゃん」は、白紙ではない。新しい世界でのさまざまな出会いに向けて、「好奇心」などの「原始反射」や、未分化ではあるが知覚（「無様式知覚」という）が準備されていて、「関係作り」にはそれなりに有利な状態となっている。

＊赤ちゃんは、「無様式知覚」で「ママ」やさまざまな人、ものに出会うことで、自身内部で様式のない「知覚」がその性質（様式）を明らかにしていく（視覚や聴覚として現われてくる）、未分化だから、未確定だから入りやすい、進みやすい、かもしれない。これは「赤ちゃん」にとっても、興味深い、うれしいことではないか、そして、新たな感覚に出会う、ある知覚を感じることは相当な喜びとなっているのではないかと想像している。

② （ママにとって）全ての「関係」は「赤ちゃん」から始まる、「母子関係」とは

i 「哺乳動物」の「生物学的当為」である。

ii 「赤ちゃん」が最初に出会う人は「ママ」、「他者」であってはならない。

iii 「生まれたて」の「赤ちゃん」との「関係作り」は難しくない。なぜなら「関係作り」は今、ここ、「ママ」から始まる、そして「赤ちゃん」が始めるから。

iv 「赤ちゃん」と一緒は大変だが、「やり取り」ができればうれしい。

v 「ママ」が「わが子」と「やり取り」を始めると、「関係」が作られていく。

（2）出産・出生直後の「母子関係」・「作り」の特徴

「母子関係」「作り」は通常の「出産・出生」に備わっていたが、「施設分娩」となって、その「行程」が埋もれてしまっている。私たちの役割とは、「関係作り」というより、埋もれている「やり取り」を「見える化」することである。

「見える化」するとは、母親たちの「気付き」に寄り添い、評価し、肯定的に受け止め、対象化する、を支えることと考えている。

人の記憶は上書き保存されていく、ということ（基本的に正しい）。

・「上書き保存」は「前＝過去」を間違いとして、否定することで成立する。

・「生きる」は「今」を肯定することで成立する。

・その意味で、「ママ」にとって「母子関係」は日々発見となるであろう。

「関係作り」の多くは錯覚に基づいている。

・「生まれたて」でなくても、人生の多くの場面でも起こっている。

・「錯覚」は「間違い」ではない、しかし「錯覚」や「間違い」「勘違い」「思い違い」は人生にあふれている。

・「錯覚による関係作り」こそが人生を豊かにする。

・大切なのは、何であれ、「想う、思う、考える、感じる、気付く」ことに、ポジティブであること、になること、である。

〝negative-positive〟な錯覚が「母子関係」を作る。

・マイナスがあるからプラスがある、そしてプラスを作る。

・マイナスは人生を豊かにする、プラスだけでは豊かにはならない。

・マイナスを乗り越えることが、豊かさを感じさせる、を生む。

・「母子関係」のみならず「人間関係」も同様である。

（3）私たち「産科の医療者」の役割とは「母子関係作り」を長期的に支えること

現代社会では、実親（義理含む）（母親、両親）的な援助者が不足している。母親たちの「家族構成」や「成育歴」は、実際的な援助者がいなかった、少なかった、を示している。

「ママ」たちの「母親」は「わが子」との「いい関係」を望んでいたにもかかわらず、多忙などさまざまな理由により、実際的そして情緒的な支援が不足してしまったことが少なくない。

「ママ」自身も、「ママ」の親世代も、「成育歴」でのさまざまな要因によって、「人と関係する」や「人に援助される・する」の体験がない、少ない、偏っている、が多くなってきている（「人生」とは、いつの時代でも、どの世界でも、そういうものだとの意見もあるが……）。

「母子関係作り」「支援」には長期的な係わりが望まれている。

私たちの支援が、「出会い」そして「関係作る・関係する」喜び・うれしさを知る、味わう機会となってほしいと考えている。

長期的に見守り、寄り添うだけでよい、方向を示すべきではない、と考えている。なぜなら目指すところは「母と子」が自分の「生き方、生きる道」を自身で見出し、歩むことだからである。

長期的、「2カ月」以上、「6カ月」か「1年」か、さらに先までかもしれない。

Ⅱ 「現代社会」と「関係」

「関係作り」について、あと3カ所の寄り道に付き合ってほしい。なぜなら、私たちが接していないところ（年代、国々、領域）で、私たちが関わっている「子どもたち」や「母子関係」と共通する課題が生じているからだ。

（1）「孤独」と「うつ、不安」について

①ヨハン・ハリ『うつ病 隠された真実』より（参考文献12）

・「孤独は今日のわれわれの文化に、厚いスモッグのように重くのしかかっている。以前に比べて、孤独を感じるという人の数はどんどん増えてきている。だからぼくは、われわれの間でうつや不安が明らかに増えているのは、この孤独と関係があるのではないかと考えたのだ……」

・（以下、本文より「孤独」と「うつ、不安」の繋がりの例を抜粋する）「孤独→心拍数が上がる、唾液中のコルチゾールの分泌が増える」「孤立した人たち＝3倍風邪をひきやすい」「孤立した人＝2〜3倍死亡多い、孤独は致命的、あらゆる癌、心疾患、呼吸器疾患」「孤独の健康リスクは肥満と同じ」

・「孤独、孤立」が「うつ」症状に先行している。「孤独」が「うつ」を引き起こしている。

・（なぜ）：「人類は最初、アフリカのサバンナで進化した。そこでは、数百人以下の小さな狩猟採集集団をつくって人類は生きてきた。あなたやぼくが今存在しているのは、この時の人類が協

力する術を見つけ出したからだ。（中略）今知られている、農耕以前の社会はどれも、同じこの基本構造を備えている。（中略）人類がとにかく生き残ったという事実は、人類が維持していた社会的接触の網の目の細かさ、相互介入の機会の多さに負っている。この自然状態においては、絆や社会的協働に課せられるものではない。（中略）自然というものはそもそも絆なのだ」

・「人間が集まって、集団としてすること（中略）その数値が急落してきている。（中略）１９８５年から94年の10年間で地域住民組織への参加は45％も減少。（中略）親友の数、最多～３人／数十年前→０人／２００４年」

・「内に向かったとは言っても、家族の方に向いたわけではない……家族と一緒にすることの、実質的にはすべての形態が、（世界中で）20世紀末の25年間で少しも当たり前ではなくなった。（中略）我々は以前にこの世に生きていたどの人類よりも、人と一緒に物事をしなくなっているのだ。（中略）２００８年の経済崩壊（リーマンショック）よりずっと前に社会崩壊が起きていたのだ。（中略）家族から始まって近所の人たちまで（中略）知り合う枠組みは消え失せた。（中略）自分の所属する集団を解散させ、（中略）人類が独りでも生きられるかどうか、という実験に乗り出した（ことになっている）」

②「うつ」と「孤独・孤立化」と「人間関係」

・この本からいくつかの新しい情報を得ることができる。私たちの社会、文化において、近年（約50年前～）、「孤独、孤立」は世界的であること、世界的な規模で私たちの周りの社会、地域、家族での「繋がり、関係」が縮小、消失していっていること、そのことが「うつ・不安」の大きな原因となっている。「抽象的」より「実際的」な繋がり、関係が望まれていることが分かる。

(2)「認知症」・「軽度認知障害(MCI)」と人間関係

①「認知症」という領域で(2024年5月9日朝日新聞):調査結果、65歳以上の高齢者中

認知症:12・3%/2022年→(予測)14・9%/2040年→17・7%/2060年(この世代の約6分の1)

MCI:15・5%/2022年→(予測)15・6%/2040年(両者で3割)→17・4%/2060年(両者で1/3)

*MCI(軽度認知障害):記憶力の低下、家事、買い物は支障がない。

1年後、認知症5~15%か、(生活習慣の見直しで)16~41%健常となる。

喫煙率低下、高血圧、糖尿病などの生活習慣病の治療で改善傾向とのこと。

②「認知症・MCI」を「関係」から見る

「生活習慣」の〝見直し〟とは、「生活習慣病」の「治療」のことだけではなく、日頃の「生活」・「習慣」を見直すこと、特に周囲の人間との関わりを高めることが問われているのではないだろうか。

（3）「関係を作る」こと

①以下i・iiは、「柄谷行人回想録 私の謎」より（2024年3月13日、3月20日 朝日新聞）

i 「交換こそが『資本論』の中心」（2024年3月13日）

・「物・商品」はそれ自体に価値はなく、交換することで価値が生まれる。「交換する」、だから（標準化の手段として―筆者注）「貨幣」が生じた。

・「貨幣」の登場で、「商品」に「（貨幣）価値」がある、の錯覚が生まれた。（さらに）「貨幣」の大きさ、多さに価値があると錯覚が拡大（筆者注）。

・本当の「価値」は「商品」（まして「貨幣」―筆者注）に（あるのでは）なく、「（異なる価値体系間の）交換」で生じ（てい）るのだ。

ii 「関係こそが「人間論（生きていく意味）の中心」（2024年3月20日）

・ソシュール（フェルディナン・ド・ソシュール 言語学者1857〜1913）は、言葉の意味というものは他の言葉との関係のなかで生まれると言った。つまり、価値が商品に内在するものでないのと同様に、意味も言葉に内在するものではない。〝差異〟から生まれるものに過ぎないということです。

・「シニフィアン」（意味するもの、記号表現）と「シニフィエ」（意味されるもの、記号内容）の関係は、恣意的で慣習的なものに過ぎず、記号体系の中で他の記号との差異を示すものでしかないとした。

②「人」が生きる意味（≒価値〜自覚的・他覚的〜）は「関係」にある

・「関係（作り）」を担うのは「言葉」「行い」である。「精神的」であれ、「身体的」であれ、（「言葉」や「行い」）による「関係」（＝交換）が「意味」（＝価値）」を生む。

・この意味で、「言葉や行い」は「人と人、関係」を繋ぐ（＝交換）の「貨幣」のような役割である。その「当事者」たちにとって、「（その言葉、行いで）やり取り」することが「価値、意味」を持ってくるということであり、「言葉、行い」自体に特別な「価値、意味」があるというわけではない、その当事者間で使われることで〝特別〟な「意味」を持つことになる。「当事者」が変われば、その言葉の意味するものは異なる、同じではないということだ。

（4）「人間関係」と「母子関係」

「恋愛」「結婚」ではその二人の双方向の「関係、繋がり、結びつき」自体に意味がある。その人に意味があるのはその「関係」だから、ということであり、「子育て」では「その赤ちゃん」と「そのママ」との「やり取り」自体に意味があるということである。「何」を「やり取り」したかの、「何」に意味があるのではなく、その「母と子」で「やり取り」することで「何」に意味が生じてくる、「二人」に意味が生じてくるということでもある。さらに、一見ママからの一方向に見える「やり取り」が、事実は赤ちゃんからのサーブで始まり、ママのリターンで進んでいく、深まっていく。双方向の「やり取り」であり、その「ママ」とその「赤ちゃん」が「やり取り」することが、他の人（例えば、看護スタッフ）と「やり取り」することより、その「ママ」とその「赤ちゃん」にはるかに意味があるということである。

その「母と子」で「やり取り」を始める、続けることが、その「母子」二人にとって意味を持つ「母子関係」となっていくということを、私たちに示している。

「人間関係」を「母子関係」から始める

「赤ちゃん」は「関係作り」を「母→ママ」から学ぶ。「赤ちゃん」は新人であり、「ママ」は先輩、ベテランであり、先生でもある。「ママ」から、「人」を、「人間関係」を学び、「社会」に旅立っていく。作られた「母子関係」が「人間関係」の〝原点〟になる。「赤ちゃん」の「ママ」になるとは「ママ」にとっても特別な〝チャンス〟である。新しい「関係作り」を始めるという意味において、そして人生の、あらゆる意味において。

①「母子」の「やり取り」は「赤ちゃんの思い」を想うことから始まる。
②「思い」を想うことで、想われることで、「やり取り」が交わされていく。
③「母子」の「やり取り」から、「関係」が作られていく。
④「母子関係」には「人間関係」の〝基礎〟が含まれている。

赤ちゃんは、出生直後の数分間、数時間、生後数日間、数週間で、「関係作り」を始め、進め、いつの間にか「関係」を築き上げていく。私たちが、その「母子関係」作りをお手伝いできる、これほど光栄なことはない。

『赤ちゃんの思いを想う』（JJKK）

赤ちゃんが　生まれた時　起きている時
抱っこして　真正面から
赤ちゃんの　顔を見て　目を見て
赤ちゃんの　思いを感じ取り
赤ちゃんの　思いを想い
声掛けする　話し掛ける　語り掛ける

第三章　参考文献

8　レベッカ・ウラッグ・サイクス「ネアンデルタール」筑摩書房　2022年
9　J・ボウルビィ「母子関係の理論I愛着行動」岩崎学術出版社　改訂8刷　1991年
10　D・N・スターン『乳児の対人世界　理論編』岩崎学術出版社　1989年
11　V・レディ『驚くべき乳幼児の心の世界』ミネルヴァ書房　2015年
12　ヨハン・ハリ『うつ病 隠された真実』作品社　2024年

終わりの言葉に代えて

「開業産科医」40年を経て、「フリースタイル出産」で「母子関係作り」にたどり着きました。多分、ここが〝目指していたところ〟と思っています。〝漸く〟自身の「生きる意味」が見える地点にたどり着いたようです。まだ〝道半ば〟ですが、私はとても〝幸運〟と思っています。

このたび、出版の機会をいただき、ありがとうございます。ちょうど、書きたい、そして伝えておきたいと思っていたことがあったので、うれしいタイミングでした。それは、40年を超える開業産科医の、私が出会った不思議な出来事のことです。本文中に書き留めたように、二つの〝奇跡〟と三つの〝偶然〟がありました。〝奇跡〟は困り果てていた中で〝啓示〟のごとく突然現れ、〝偶然〟はたまたまの〝幸運〟のようにそこにいたのに気づきました。それだけではありませんでした。「おっぱい＝母乳育児」世界の先駆者であり、神のような存在であるお二人、桶谷そとみ先生と山内逸郎先生にお逢いできたことも私の運命を決めることになったのかもしれません。

ご存じの通り、「お産」と「子育て」はそれぞれ1つ課題を抱えています。この課題、どちらも、ママ一人で乗り越えるのは難しく、援助、お手伝いが必要、前提と考えて、その役を担おうと歩んでまいりました。

「お産」の課題は〝痛み〟です。「通過儀礼」と言われています。「陣痛」は〝罰〟として神からイブに与えられたと言われ、医学的には、ヒトは直立二足歩行を始めたため骨盤が歪んだこと、他の霊長類に比し胎児の頭が大きいこと、その頭を娩出するために、難産になったと教えられてきました。果たしてそうでしょうか、と大上段に振りかざしているわけではありません。「分娩台」の「仰臥位分娩」での「吸引分娩」を逃れて、迷走していた時、たまたま、奇跡的に「フリースタイル出産」という身体を起こした前屈み姿勢のお産に出会って、後になって「（出産前）歩行」で「（出産時）直立」すれば、産めるんだ、とこじつけたに過ぎません。もっとも、その後30年以上継続できているのは、それなりに理屈がかなっているのかもしれません。

他の1つ「子育て」の課題は「赤ちゃんの泣き、育ての苦しみ」です。「お産」に比べ、「子育て」は圧倒的に長い道のりです。その中でも「泣き」は「母」になる第2の「通過儀礼」です。母子ともに、この「泣き」を越えなければなりません。「母乳育児支援」が「母乳率」の理解不足（〝率〟にこだわる?）によって、物質的な「支援」にはまり込んで、右往左往していた時、生まれたての赤ちゃんの「注視―注目」に出会い、「母子関係」を作る、という扉を開いていただきました。そこから、生まれたての赤ちゃんとママとの間で繰り広げられる〝ワルツ〟のようなやり取りを見せていただきました。

「産科」とは、とても面白い、楽しい、個人的にもうれしい、元気がでる、勇気付けられる「科」

です。毎回、母と子の物語を観せていただいています、特別席で。母にとって、人生の大部分がこの時にあります。母にとって〝そう〟であるなら、その母とともに歩むわが子も、人生の大切な部分、時期であるに違いありません。ほとんどがネガティブな事態を扱う医療、病院の中で、こんなポジティブなお手伝いができるところで人生を過ごさせていただけたのは、今頃になって、ですが、誠にありがとうございます。

そうそう、私、私たちのお手伝いとは、傍らにいること、傍らで寄り添ってくれていると感じられる存在になることです。

しかもです、私たちはラッキーです。わが国では、入院期間が1週間近くもあります。生まれるまでの時間、赤ちゃんや痛み（赤ちゃんも）の受け入れの時間、生まれてから、わが子を、わが母を、やり取りを、授乳・哺乳を受け入れる時間も、つまり、「母」に育っていく、「子」に育っていく、やや長めの、その時間に関われる、お手伝いができる位置にいる、諸外国と比べ、わが国の助産者は恵まれています。

さらにもう少し付け加えておきたいのは、開業産科では、何といっても、助産医師は一人。通常この事実は減点材料ですが、「関係作り」という面では、（すみませんが）私しかいないのです、仲良くしていただかないと仕方がないのです。そして、（申し訳ないのですが、）妊娠初期からの10回以上の妊婦健診、陣痛開始（場合によっては前駆陣痛）から出産まで、母乳育児から母子関係作りまで、退院後授乳中までもと、気心が分かり合う関係にならざるを得ません。これは、多分、勤務医の先生は味わえない、知らない境地でしょう。〝かかりつけ〟の産科医だからこその〝開業医冥利〟となります。そうそう、支援というより、その関係は、そうです、〝戦友〟のようなものですね。そうなんです。この地で産科医を始めて、おかげで50年になります。本当に皆さまのおかげです。誠にありがとうございます。

「開業産科医」の私が、このような役割を担える、担ってこれたと話ができるのは、もっぱら、開業産科の先輩、助産師さん（助産婦さん、産婆さん）のおかげです。今、「お産」が、「自然出産」が危機に瀕しています。「関係作り」を積み重ね、日本の「助産」の伝統を築き上げ、受け継いできた「助産師」も「産科医」も、「少子化」などさまざまな要因で危機を迎えています。そうです、今こそ、一緒に、地域で、地元で、現場で「自然なお産」、「自然な子育て」をお手伝いしませんか。「自然出産」や「母乳育児」支援に関わってきた皆さま、仲間たち、もう一度、もう少し頑張りませんか。

末尾になりますが、文字通り私の後方で何度も何年も私を支えてくれた小児科医のパートナーに、そして何年も、あるいは何年か、一緒に歩んでくれたスタッフの皆さまに、そしてそして出会ったたくさんのお母さまと赤ちゃんに、全国の先輩の皆さまに、最大級の感謝を捧げます。

〈著者紹介〉
笠松堅實（かさまつ　けんじつ）
1946年　和歌山県有田市で生まれる。
1973年　和歌山県立医科大学卒業。
1983年　大阪府阪南市で妻範子と産婦人科・小児科医院開業。
1996年　「赤ちゃんにやさしい病院」（日本で6番目）にWHO・ユニセフから認定される。
現在に至る。

生《う》まれたての赤《あか》ちゃんの思《おも》いを想《おも》う
「フリースタイル出産《しゅっさん》」から
「母子関係作《ぼしかんけいづく》り」への旅《たび》

2025年1月17日　第1刷発行

著　者　　　笠松堅實
発行人　　　久保田貴幸

発行元　　　株式会社 幻冬舎メディアコンサルティング
〒151-0051　東京都渋谷区千駄ヶ谷4-9-7
電話　03-5411-6440（編集）

発売元　　　株式会社 幻冬舎
〒151-0051　東京都渋谷区千駄ヶ谷4-9-7
電話　03-5411-6222（営業）

印刷・製本　中央精版印刷株式会社
装　丁　　　弓田和則

検印廃止

Printed in Japan
ISBN 978-4-344-69183-4 C0047
幻冬舎メディアコンサルティングＨＰ
https://www.gentosha-mc.com/